世界の子どもの？に答える
30秒でわかる
人体
（じんたい）

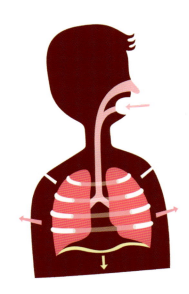

Original Title
THE HUMAN BODY IN 30 SECONDS

Copyright 2014 by Ivy Press

This book was conceived, designed and produced by

Ivy Press

CREATIVE DIRECTOR	Peter Bridgewater
PUBLISHER	Susan Kelly
COMMISSIONING EDITOR	Hazel Songhurst
MANAGING EDITOR	Hazel Songhurst
PROJECT EDITOR	Judith Chamberlain-Webber
ART DIRECTOR	Kim Hankinson
DESIGNER	Hanri Shaw
ILLUSTRATOR	Wesley Robins

Printed in China

Colour origination by Ivy Press Reprographics

Japanese translation rights arranged with
The Ivy Press Limited
through Japan UNI Agency, Inc., Tokyo

［著者・監修者］
アンナ・クレイボーン
Anna Claybourne
生命科学を中心とした子供向け科学読み物の著作多数。

［訳者］
加藤洋子
（かとう・ようこ）
翻訳家。訳書に『ナイチンゲール』『音に出会った日』ほか多数。

［編集協力］
小都一郎

世界の子どもの❓に答える
30秒でわかる
人体

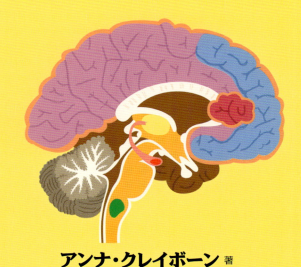

アンナ・クレイボーン 著

加藤洋子 訳

三省堂

Contents
もくじ

60秒でわかる人体…6

体の部品…8
用語集…10
細胞…12
組織…14
器官…16
体のシステム…18

体の構造…20
用語集…22
骨…24
筋肉…26
運動…28
歯…30
皮膚、毛、爪…32

生存システム…34
用語集…36
消化系…38
老廃物…40
呼吸…42
血液…44
心臓…46
免疫系…48

脳と神経系…50
用語集…52
脳…54
思考…56
神経系…58
信号伝達…60

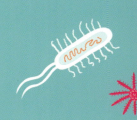

感覚…62
用語集…64
視覚…66
聴覚…68
嗅覚…70
味覚…72
触覚…74
ここはどこ?…76

ヒトの体はすごい…78
用語集…80
生殖…82
成長…84
老化…86
遺伝子とDNA…88
あなたらしさはどうやって決まる?…90

人間のからだ、私のからだ…92
順天堂大学教授 坂井建雄

索引…94
クイズの答え…96

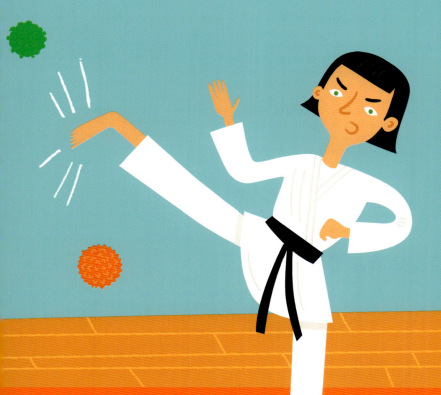

60秒でわかる
人体

　生きているヒトの体はとても複雑な機械です。
　どこにいても、なにをしていても、1日24時間、あなたの体は動きつづけています。まわりでなにがおきているか教えてくれるのが視覚・聴覚などの感覚、考えて、どうするか決めるのが脳。動くことができるのは筋肉があるからです。体は食べ物や酸素をとりこみ、それをエネルギーにかえます。動きつづけられるのはそのおかげなのです。

　心臓も、呼吸も、体温調節も、排泄のシステムも、けっして休みません。眠っているあいだも働きつづけるから、ヒトは生きていられるのです。体は、傷ついても自分で治すことができ、侵入してきた病原体を殺すこともできます。

　何千年も前から、ヒトの体は研究の対象になってきました。古代エジプト人は、死人を埋葬するためバラバラにしてミイラを作ったので、体の中にはいろいろな器官、たとえば肺や脳や腸があることを知りました。それから長い年月をかけて、ヒトは体の働きを学んできたのです。

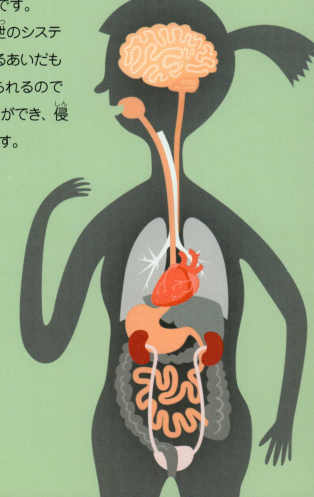

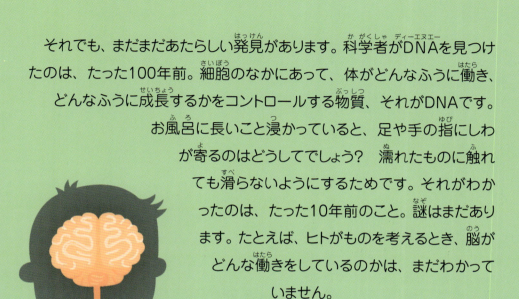

それでも、まだまだあたらしい発見があります。科学者がDNAを見つけたのは、たった100年前。細胞のなかにあって、体がどんなふうに働き、どんなふうに成長するかをコントロールする物質、それがDNAです。お風呂に長いこと浸かっていると、足や手の指にしわが寄るのはどうしてでしょう？ 濡れたものに触れても滑らないようにするためです。それがわかったのは、たった10年前のこと。謎はまだあります。たとえば、ヒトがものを考えるとき、脳がどんな働きをしているのかは、まだわかっていません。

さあ、これからヒトの体と、そのすばらしい能力を学んでいきましょう。章はぜんぶで30。各章には、「3秒でまとめ」がついていて、自分で調べる「3分でできる」のコーナーもあります。すばらしい働きをする体のことが、きっとよくわかるようになるでしょう！

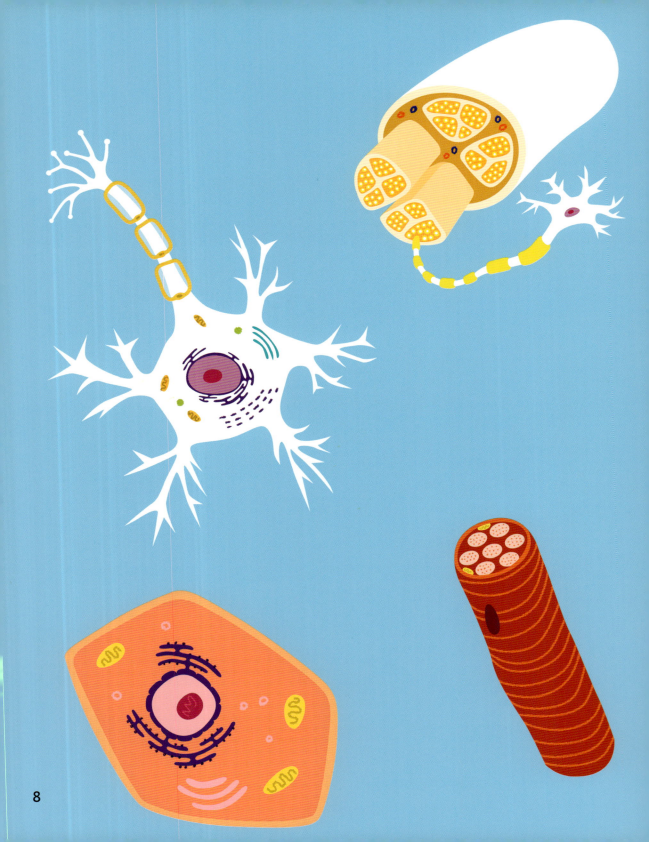

体の部品

　山にくらべれば、高層ビルもゾウも小さく感じられます。ヒトもそうかもしれません。しかしじつは、ヒトは数百万もの部品からできたとても複雑なもの、とても大きな生き物なのです。ほかの生物とおなじで、ヒトの体も小さな細胞でできています。細胞はつながりあって皮膚や筋肉などの組織、胃や脳などの器官、さらに消化系のようなシステムを作っています。

体の部品
用語集

アメーバ ひとつの細胞からできている生物。かたい部分をもたず、ゼリーのように見える。

遺伝子 細胞の核のなかにあるDNAの一部分。細胞に出す指示の情報がつまっている。

核 細胞の中心にあって、細胞の働きをコントロールする司令塔。

器官 ふたつ以上の組織からなり、特別な役割をになっている体の部分。たとえば心臓や肺。

細菌(バクテリア) ひとつの細胞からできている小さな生物。細菌のなかには食中毒のような病気をひきおこすものもある。

細胞 生物の体を作る最小単位。細菌のようにひとつの細胞からできている生物もあれば、数兆の細胞からなるものもある。

細胞質 細胞のなかで核をとりまいている部分。大部分は液体からなる。

細胞小器官 細胞のなかにある小さな器官で、とくべつな仕事をしている。たとえば核。

消化 食べ物を分解して体がそれを使えるようにすること。

神経 神経細胞が作る長い繊維の束で、全身に信号を送る。

神経細胞(ニューロン) 高速で電気的な信号を送る細胞。神経系は100億以上の神経細胞からできている。

軸索 神経細胞の細長い糸状の部分で、信号を伝える働きをする。

組織 生物の体の部分で、似た細胞が集まってできている。

大脳皮質 脳の外側の層で、ヒトがものを考えるときに大事な役割をはたす。

ビタミン 食べ物のなかにふくまれる天然の物質で、ヒトの成長や健康を助ける。

膜 皮膚のように周囲をおおう薄い層。体のいろいろな部分にある。

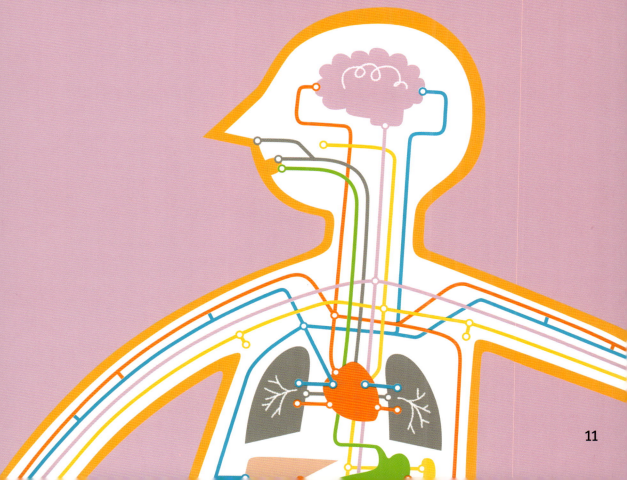

30秒でわかる 細胞

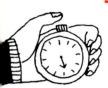

細胞は顕微鏡でないと見えないほど小さく、細胞膜と呼ばれる膜で守られていて、なかには水に似た液体の細胞質が詰まっています。そのなかに浮かんでいるのが細胞小器官です。

細胞には司令塔の役目をはたす核があります。核の中には遺伝子があり、その細胞がどんな働きをするかをコントロールしています。しかし赤血球のように核をもっていない細胞もあります。

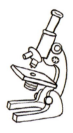

ヒトの体の細胞はみんな同じというわけではありません。いろんなタイプの細胞があって、その種類は約200、それぞれがちがう仕事をしています。たとえば、赤血球は酸素を運び、皮膚の細胞は層になって体をおおい、ニューロンとよばれる神経細胞は、全身に電気信号を送っています。

細胞にはそれぞれの仕事がありますが、ちがう種類の細胞同士が話し合い、グループになって一緒に仕事をしたり、くっつきあってもっと大きな体の部分を作ったりすることもあります。

3秒でまとめ

ヒトの体はたくさんの小さな細胞でできている。

細胞はいくつある？

生き物をつくっている細胞の数は多すぎて数えられないので、科学者は体の重さや形をもとに細胞の数を計算している。

● 細胞がたった一個しかない生き物がいる。
　細菌やアメーバがそうだ。

● ハエの仲間の小さなミバエの細胞は100万個。

● ヒトの細胞の数は、50兆から100兆だ。

● ゾウぐらい大きくなると、細胞の数もすごい。
　1000兆（数字であらわすと、1,000,000,000,000,000）。

細胞は受けもっている仕事によって形がちがう。

皮膚の細胞は内側から外側（表面）に向かって動いていき、それにしたがって平たい形になっていく。

細胞膜

細胞小器官

核

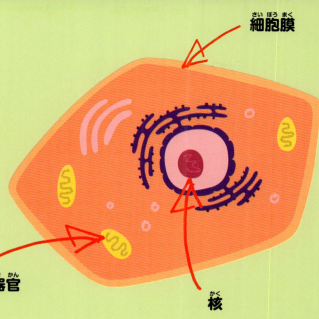

樹状突起

核

細胞体

軸索

神経細胞には木の枝のような樹状突起や長い軸索があり、脳や体に情報を届けている。

筋肉が伸びたりちぢんだりできるのは、筋肉の細胞が長い竿のような形をしていて、ちぢむことができるから。

筋肉の細胞（筋繊維）

核

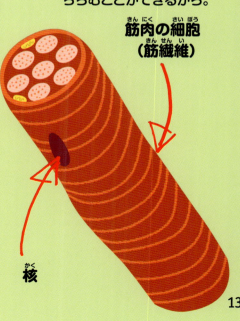

13

30秒でわかる 組織

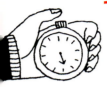

体のあちこちを見てみましょう。手、髪の毛、舌。そこには無数の細胞があって、それがくっつきあって組織ができあがっているのです。

**細胞がくっついていないと、体はバラバラです！
スープみたいなドロドロのものになってしまいます。**

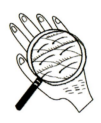

細胞はいろんなタイプの組織を作っています。

● 皮膚（上皮組織）　体を包み、心臓や胃などの器官を包む組織のこと。腸の内側に張りついているものも皮膚に似た組織で、髪や爪のもとは皮膚の細胞です。

● 筋肉（筋組織）　これも体の組織の一種で、数百万個の筋肉の細胞がくっついたものです。骨のまわりには筋肉があり、胃や目や心臓が動くのは筋肉のおかげです。

● 神経組織　体や脳のすみずみまで神経の道がとおっていて、その仕事は体のあっちで発信された信号をこっちに届けること。

● 結合組織　体をひとつにまとめるための頑丈な組織。皮膚が体にちゃんとくっついているのは、この組織のおかげです。

3秒でまとめ

細胞はくっつきあって組織となり、組織が体の部分を作っている。

3分でできる 「大きく見てみよう」

用意するもの：ポケットサイズの顕微鏡か拡大鏡。
皮膚や髪や爪は目で見える体の組織だ。
拡大鏡や顕微鏡でよく見てみよう。
拡大するとなにが見える？　写真にとっておこう！

組織がちがえば、
それをつくっている細胞の
種類もちがう。

皮膚では
皮膚の細胞が層になっている。
いちばん外側の層の細胞は
じつは死んでいる。

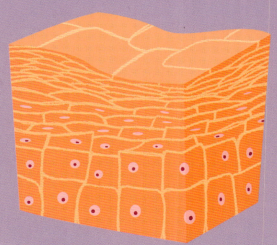

信号を全身に送る神経は、
ぎゅうぎゅうに詰め込まれた
神経細胞の束でできている。

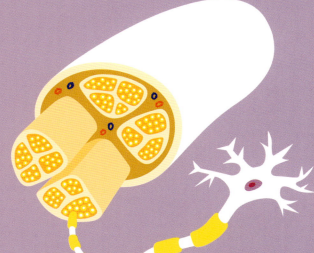

骨にくっついている骨格筋は、
筋肉の細胞が
チューブのような形に集まり、
それが何本もまとまって
できあがっている。

30秒でわかる
器官

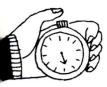

考えるのに使うのは脳。息を吸い込むのに使うのは肺。見るのに使うのは目。

このように定まった仕事をする体の部分を器官といいます。器官はどれも数種類の細胞と組織でできていて、そういう器官が体じゅうに80あります。

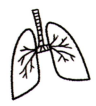

いちばん複雑な器官といえば、脳です。脳の中には大脳皮質と呼ばれるものを考える部分のほかに、記憶をためておく部分や、体の姿勢をたもつ部分、呼吸や拍動をコントロールする部分などがあり、その細胞の総数はなんと100億個以上！

たいていの器官はもっと単純で、ひとつの仕事をせっせとこなしています。目は外から入ってくる光のパターンをキャッチして脳に送っています。胃は食べたものをとかしたり、つぶしたりします。膀胱は、つぎにトイレに行くまでのあいだ、尿（つまりオシッコ）をためておく伸びちぢみする袋です。

いろんな仕事を受けもつ器官もあります。器官の中でいちばん大きな肝臓にはなんと500種類もの仕事があります。たとえばビタミンをためたり、食べ物の消化を助ける化学物質を作りだしたり、細胞が使うためのエネルギーをたくわえたりといったことです。

3秒でまとめ

器官とは定まった仕事をする体の部分のこと。

3分でできる「器官クイズ」

器官と仕事を線で結んでみよう。ネットで調べてもいい。

腎臓 ● ● 細菌をつかまえる
心臓 ● ● 声を出す
食道 ● ● 血液を送りだす
肺 ● ● 血液の中のいらないものを取りのぞく
リンパ腺 ● ● 空気から酸素を取りだす
喉頭 ● ● 食べ物を喉から胃へと運ぶ

答えは96ページ

器官はそれぞれの仕事をこなす特別な細胞と組織でできている。

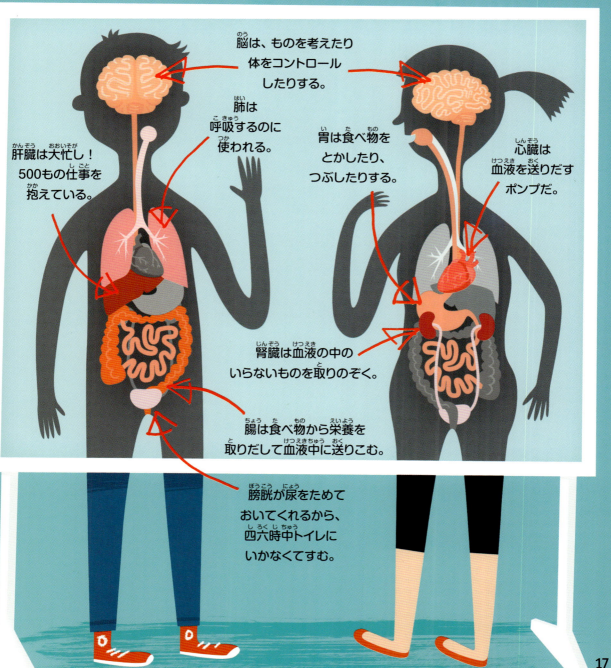

30秒でわかる
体のシステム

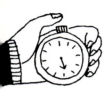

ヒトの体は、いくつもの活動が同時に進行している大きくて忙しい都市のようです。すべてが順調に動いているのは、いくつものシステムが働いているおかげです。

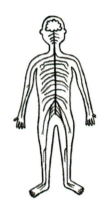

都市には輸送システムや、食料やエネルギーを供給するシステム、ごみを処理するシステム、通信システム、危険に対処するシステムなどがあります。人の体もおなじです。細胞や組織や器官が協力して働いて体を動かしているのです。

たとえば消化系は食べ物をあつかっています。まず口が食べ物を取りいれて嚙み、喉がのみこみ、食道がそれを胃に運びます。胃は食べ物をつぶし、小腸はつぶされた食べ物から役立つ栄養を吸収し、その残りが大腸に運ばれます。

神経系は体の通信システムで、感覚器官や脳、筋肉のあいだで信号をやりとりします。循環系（心臓、血液、血管）は体の輸送システムで、酸素や栄養や薬を、それらを必要とする場所へ運びます。免疫系は警察のようなもので、病原体から体を守ります。

3秒でまとめ

組織や器官は協力しあって体のシステムをつくっている。

関係するシステム

体のなかを覗いても、個別のシステムが見えるわけではない。複雑に絡まりあった管や器官や組織が見えるだけだ。体のシステムはすべてつながり合い、関係しあっていて、いくつものシステムに属している器官もある。たとえば鼻は、息をすること（呼吸系）とにおいを嗅ぐこと（神経系）の両方に属している。

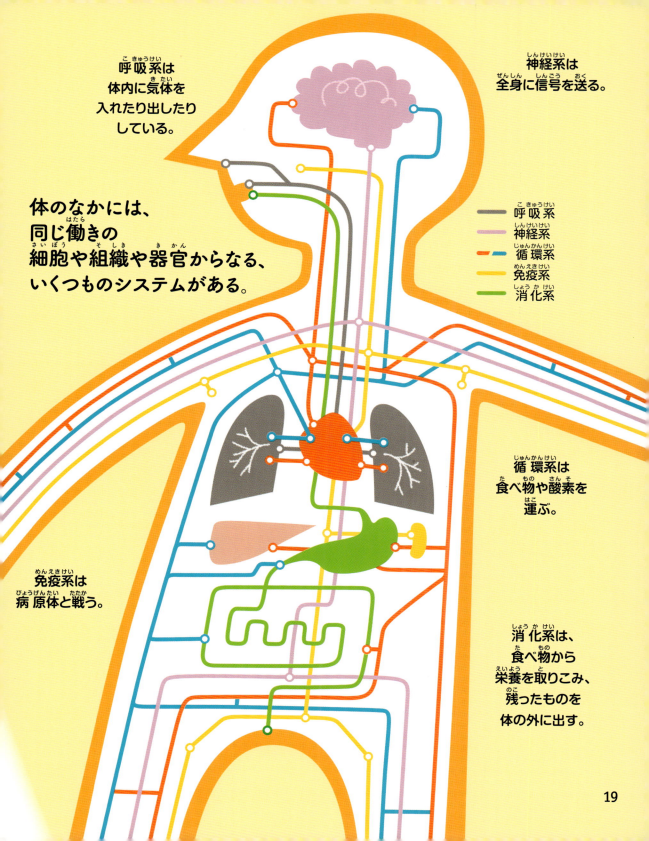

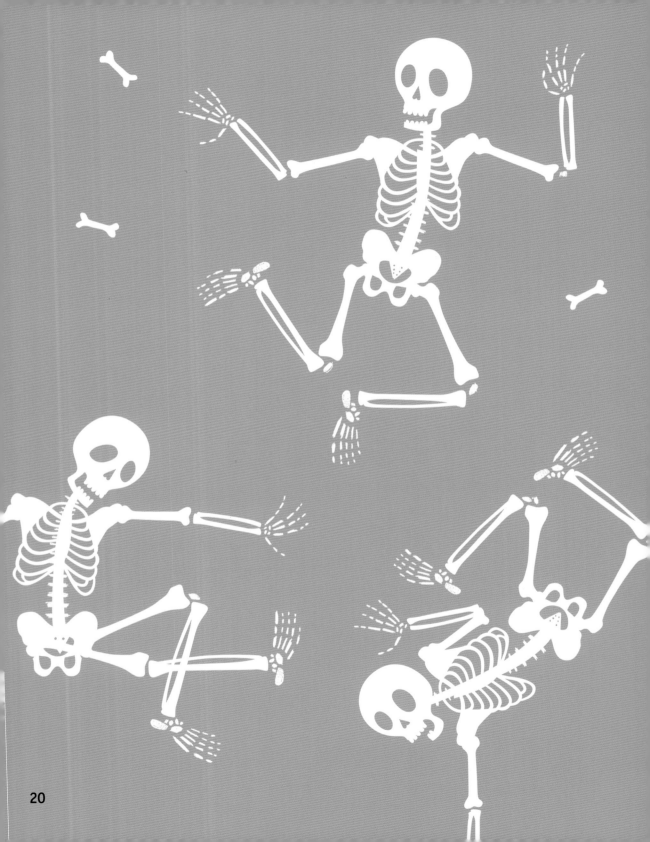

体の構造

　かっきり3秒で人間の絵をかいてみて、と言われたら、きっと腕が2本、足が2本に体と頭だけの棒人間をかくだろう。この基本的な形は多くの動物もおなじで、骨格そのものといっていいだろう。そのまわりにくっついている筋肉のおかげでヒトは動くことができる。また、皮膚や髪や爪は体の内部を保護するカバーの役目をはたしている。

体の構造
用語集

カルシウム 人の体にとても大事な元素。強い骨と歯を作るのに使われる。

筋肉 収縮（ちぢむこと）して動きを生みだす体の一部。

ケラチン 皮膚の表面や髪、爪に含まれる繊維状のたんぱく質。

骨髄 骨の中心にある、かためのゼリーのような部分。血球を作る。

細菌（バクテリア） ひとつの細胞からできている小さな生物。細菌のなかには食中毒のような病気をひきおこすものもある。

上腕三頭筋 腕の肘より上の部分の後ろ側にある筋肉で、肘をまっすぐにする役目をはたす。

上腕二頭筋 腕の肘より上の部分の前側にある筋肉。肘を曲げる役目をはたす。

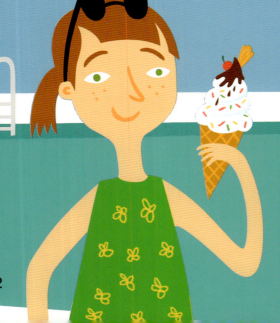
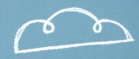
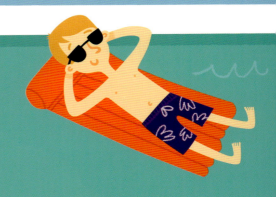

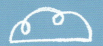
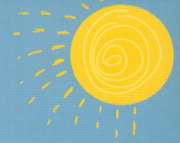

神経 神経細胞でできた長い繊維の束。全身に信号を送る。

じん帯 丈夫な組織の束で、骨と骨をつなぐ関節の一部。

たんぱく質 アミノ酸と呼ばれる小さな基本単位からできている物質。生き物にとってなくてはならないもの。

反射 大脳に信号が送られる前に、体がなにかに反応して、無意識に自動的に起こる動き。

フィラメント 筋細胞のなかにある小さく細い糸状のもの。

不随意筋 脳幹や脊髄が直接コントロールしている筋肉で、人が動かそうと思わなくても動く。たとえば心筋。

ミネラル カルシウムなどの天然の物質や元素のこと。人の体がちゃんと働くのを助ける。食べ物からとることが大事。

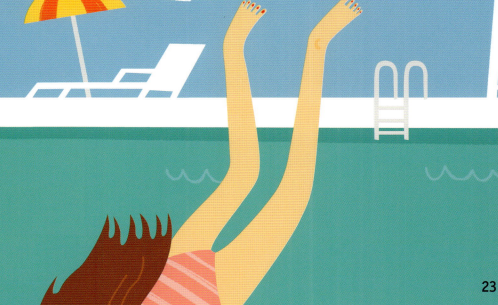

30秒でわかる 骨

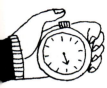

骨がなかったらどうなるでしょう？ 体は器官が詰まったやわらかい袋、床のうえでだらしなく広がってしまう袋になってしまいます。

かたくて強い骨が形と構造を与えてくれるので、ヒトは立っていられます。頭蓋骨や肋骨は、それとはべつの働きをしていて、脳や心臓や肺のようなやわらかな器官を守っています。また、骨には重要なミネラルをたくわえておく働きもあります。

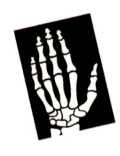

骨格は200以上の骨でできており、関節によってつなぎ合わさっています。そのおかげで、歩いたり走ったり、話したりものを噛んだり、ペンを持ったり、逆立ちしたり鼻をかいたりといった、いろいろな動きができるのです。

骨格と聞くと思い浮かべるのは、古くて干からびた骨でしょうか。でも、ヒトが生きているなら、骨も生きています。骨は意外と複雑で、内部には神経と血管が走っており、体のほかの部分とつなぎ合わさっています。大きな骨のなかには骨髄と呼ばれるやわらかな部分があり、血球を作る大事な仕事をしています。

3秒でまとめ

骨格は
体をささえ、
器官を守り、
動きをたすける。

3分でできる「ゴムの骨」

用意するもの： ニワトリの骨をゆでてさまし、きれいにふいて乾かしたもの。容器、酢。

骨がかたいのはカルシウムを含んでいるからだ。カルシウムがなくなるとどうなるか見てみよう。容器に酢を入れ、骨を浸して数日そのままにしておく。酢がカルシウムをとかすので、骨はゴムみたいにグニャグニャになる。

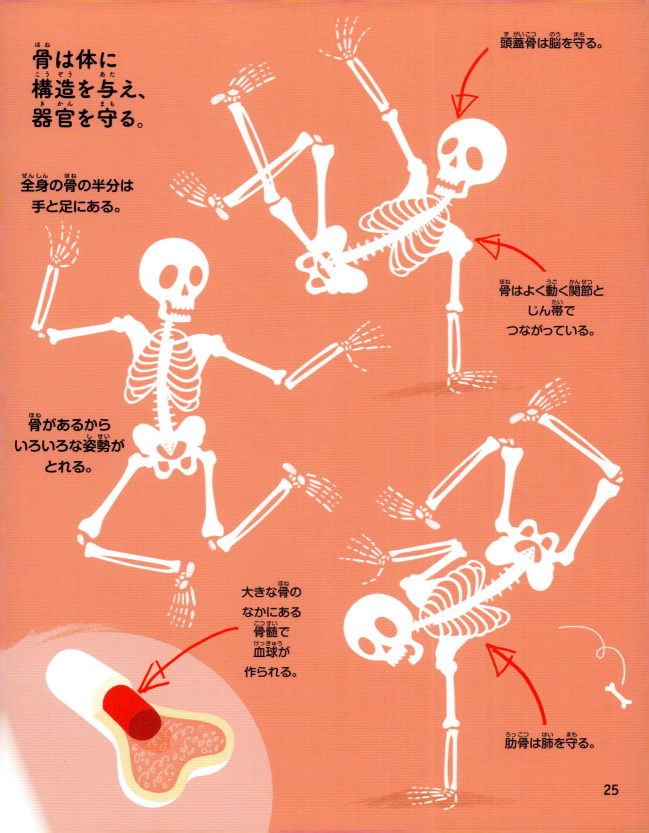

30秒でわかる 筋肉

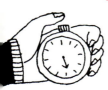

ヒトが生きつづけるには、動かなければなりません。歩いて食べて、おしゃべりして、もちろん呼吸もしなくては。そういうことができるのは、体の部分を動かす筋肉があるおかげです。

腕を曲げて力を入れたり、ふくらはぎを縮めたりすると、皮膚のしたで筋肉がもりあがるのが見えます。これらの筋肉は骨格筋と呼ばれ、骨にくっついています。体全体では640もの骨格筋があり、骨と一緒にいろいろな姿勢を作りだします。

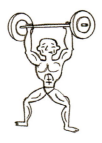

胃や腸のような器官は、動いて仕事をしています。そのとき使われるのが平滑筋という筋肉で、胃や腸の壁の中に輪のような形、あるいは長い帯のような形で存在しています。このタイプの筋肉は体内に無数にあり、500万本ある体毛のそれぞれにもくっついています。心臓は心筋と呼ばれる特別な筋肉からできています。

筋肉は縮むことによって、つながっているものを引っ張ったり、包んでいるものを強く押したりします。筋肉はゆるめばもとの長さに戻ります。

3秒でまとめ

筋肉は体の部分を引っ張って動かす。

鳥肌！

寒かったり怖かったりすると、鳥肌がたつ。すると体の毛が逆立ち、動物の場合は体がより大きく見えるし、体をあたためる効果もある。人間にはそんな長い体毛はないが、それでも鳥肌はたつ。今度、鳥肌がたったらじっくり見てみよう。毛が逆立って、皮膚がでこぼこしているのがわかるはずだ。毛が逆立つのは、その一本一本に小さな平滑筋がついているからだ。

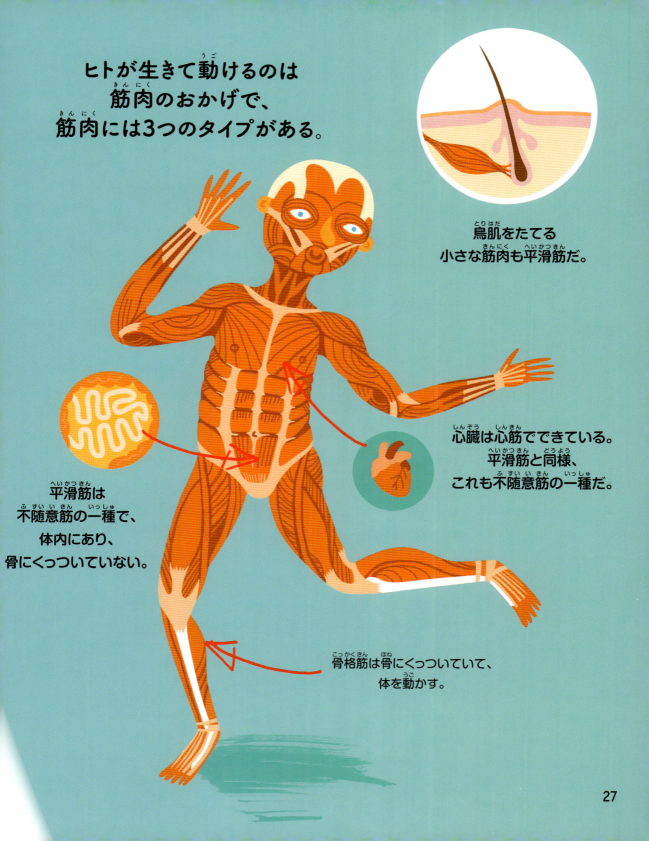

30秒でわかる 運動

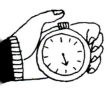

差し出されたアイスクリームを、手を伸ばして受け取る。そのとき、手はどんなしくみで動いているのでしょう？

筋細胞のなかには、アクチンとミオシンという二種類の糸状の筋フィラメントがあり、部分的に重なりあって層をなしています。筋肉を収縮させるために、脳から信号が送られます。するとアクチンフィラメントとミオシンフィラメントは重なりをより大きくして引っぱりあいます。筋肉は短く太くなって盛りあがり、体のふたつの部分をちかづけます。

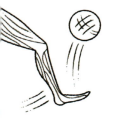

腕を伸ばすために、脳は上腕三頭筋に信号を送ります。この筋肉は肩甲骨や上腕骨の後ろ側と前腕の骨をつなぐ筋肉で、上腕三頭筋が縮むと肘が引っぱられ、腕はまっすぐになります。

さて、つぎは？ アイスクリームを口に運ぶために腕を曲げる。このときに活躍するのが上腕二頭筋です。この筋肉は肩甲骨や上腕骨の前側と前腕の骨をつなぐ筋肉で、上腕二頭筋が縮むと前腕があがり腕が曲がります。

3秒でまとめ

筋肉は体の部分を曲げたり伸ばしたりするために、ふたつがひと組で働く。

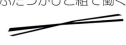

3分でできる「反射をテストしてみよう」

反射とは自動的に行われる運動のこと。いちばんよく知られている膝蓋腱反射についてためしてみよう。

脚を組んで座り、友だちに定規か本の端で膝のちょっと下を叩いてもらう。すると脚がはね上がる！ このとき、信号は脳からではなく、脊髄から送られている。

神経系と筋肉が一緒になって、体を動かしている。

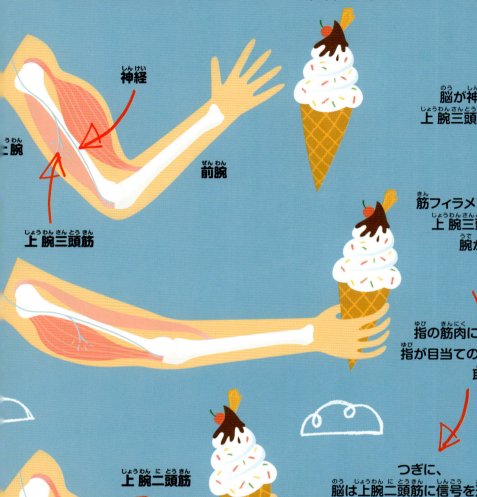

二腕
神経
前腕
上腕三頭筋
上腕二頭筋

脳が神経をつうじて
上腕三頭筋に信号を送る。

筋フィラメントが縮むことで
上腕三頭筋が収縮し、
腕が伸びる。

指の筋肉に信号が送られ、
指が目当てのものをつかんで、
取る。

つぎに、
脳は上腕二頭筋に信号を送る。

筋フィラメントが縮むことで
上腕二頭筋が収縮し、腕が曲がる。

これでアイスクリームを
食べることができる！

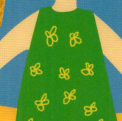

30秒でわかる 歯

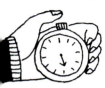

骨格はそとから見えません。でも、鏡の前で笑ってみると……そう、歯が見える。

歯は骨ではありませんが、それにちかいものです。歯は体じゅうでいちばん硬い物質である丈夫なエナメル質におおわれています。その内側にあるのが骨に似た象牙質で、カルシウムやほかのミネラルを多く含んでいます。内部には歯髄と呼ばれるやわらかな部分があり、歯とほかの部分をつなぐ血管と神経が通っています。歯は顎の骨に長い根をはっているのでグラグラしません。

歯はきわめて大事です。食べ物を噛むだけでなく、話をするのにも必要ですし、ものを引き裂いたり切ったりする道具としても役立ちます。骨とちがって、歯は傷つくと自分でなおせません。エナメル質はとても丈夫ですが、酸性の食べ物や、食べかすを餌にする細菌によって溶けだしてしまいます。それを防ぐのが毎日の歯磨きなのです。

骨は成長しますが、歯は成長しません。歯茎から生えてくるだけです。赤ん坊は20本の乳歯をもっており、成長につれて口が大きくなると乳歯は抜け、32本の永久歯と入れかわるのです。

3秒でまとめ

ヒトの歯は32本で、食べ物を噛んだり言葉を話したりするのに使われる。

3分でできる「卵を使った実験」

炭酸水が歯に与える影響を調べる実験

❶ 固ゆで卵を二個用意する。
　それぞれをコーラの入ったカップにしずめる。

❷ 数分たったら、片方の卵を取りだし、
　歯磨き粉をつけた歯ブラシでみがく。

❸ もう一個の卵はそのままひと晩つけておく。さて、どうなるかな？

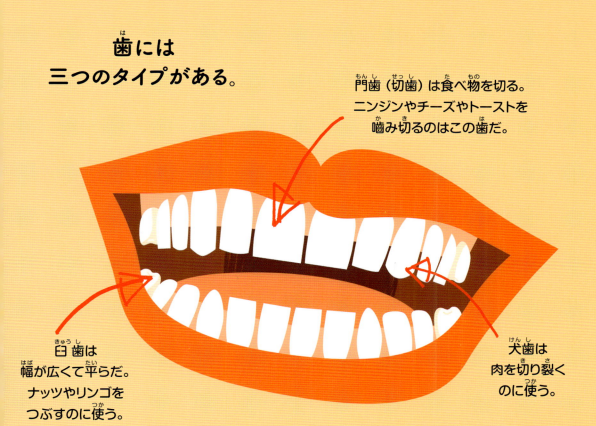

歯には三つのタイプがある。

門歯（切歯）は食べ物を切る。ニンジンやチーズやトーストを嚙み切るのはこの歯だ。

犬歯は肉を切り裂くのに使う。

臼歯は幅が広くて平らだ。ナッツやリンゴをつぶすのに使う。

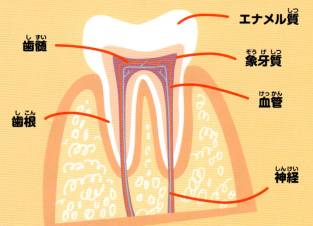

歯の内側

- エナメル質
- 歯髄
- 象牙質
- 血管
- 歯根
- 神経

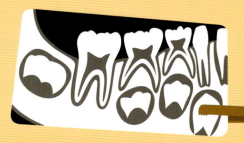

幼児の歯のレントゲン写真には、乳歯の下に永久歯が並んでいるようすが写っている。

30秒でわかる 皮膚、毛、爪

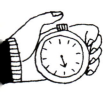

皮膚は体のなかでも大きな部品のひとつ。おとなの皮膚をとって床に広げると、シングルベッドほどの大きさになり、重さは冬のコート三着分に相当します。

皮膚はとても重要な働きをしています。たとえば――

体の各部とすべての器官をひとところにまとめる。
水をため込む。 皮膚は防水性で、体が干からびるのを防ぐ。
水をはじく。 お風呂やプールで、体がスポンジみたいに水を吸い込むのを防ぐ。
体温を逃がさない。 皮膚のしたの脂肪の層が熱をため込む。
体温があがりすぎるのを防ぐ。 暑くなりすぎると、皮膚は汗を流して体温を一定に保つ。
泥や病原体をよせつけないバリアの働きをする。
骨や関節を衝撃から守る。
感覚神経によって、圧力や熱、冷たさや痛みを感じる。

皮膚からはえる毛や爪は、すべてケラチンと呼ばれるたんぱく質でできています。皮膚に似た細胞で作られ、皮膚に押し出されるようにして長く伸びるのです。

3秒でまとめ

皮膚や毛や爪は、体をおおって守っている。

3分でできる 「髪の毛はどれぐらい強い?」

❶ 髪の毛を一本抜き、鉛筆の先にテープでとめる。
❷ 本を何冊も重ねた下に鉛筆の尻を差し込み、髪の毛が垂れ下がるようにする。
❸ 髪の毛の先に硬貨をテープでとめる。硬貨の数をふやしていく。硬貨何枚で髪の毛は切れるかな?

皮膚や毛や爪は
外界から体を守る。

皮膚や毛や爪は
そとから見える部分なので、
かっこよく飾りたくなる。

まゆげとまつげは、
汗や雨やほこりから
目を守る。

髪の毛は頭を
寒さから守る。

プールに飛び込んだとき、
皮膚のおかげで
水の感じが
よくわかる。

爪は
敏感な指先を守る。

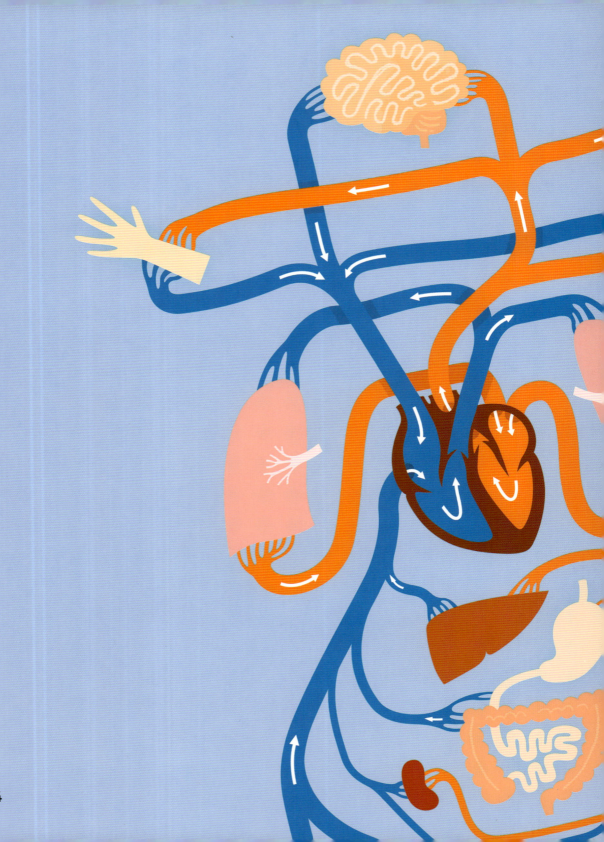

生存システム

お腹がすいたらどうする？ なにか食べる。ヒトの体はとてもよくできています。食べ物と空気をとりこみ、全身の細胞を働かせて体力をつけます。心臓が休むことなく送りだす血液は、全身をめぐって細胞に必要なものを送り届けます。そのあいだも、免疫系が病原体や病気から体を守っているのです。

生存システム
用語集

栄養素 体の生存や成長のために使われる物質。

横隔膜 肺のすぐ下にあるドーム状の筋肉で、息を吸うときに下がり、吐くときに上がる。

嘔吐 胃の中身が口から吐き出されること。

筋肉 収縮して動きを生む体の部分。

下痢 水のような便。これになるとあわてて何度もトイレに駆け込む。

酵素 化学反応を促進する特別なたんぱく質。

抗体 白血球の一種によって作られるたんぱく質で、病原体などを排除する。

細胞 生物の体を作る最小単位。細菌のようにひとつの細胞からできている生物もあれば、数兆の細胞からなるものもある。

酸 酸性の化学物質で、働きの強いものもある。胃酸は食物と一緒に入ってきた細菌を殺し、食物を分解して消化しやすくする。

酸素 ヒトや動物などが呼吸してとり入れる空気中の気体。

柔毛 小腸の内壁の表面にはえる指状の突起で、消化された食物から栄養素を吸収する。

消化 食物を体内で利用できるよう細かく分解すること。

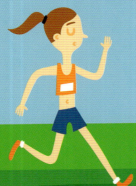
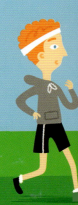

静脈 心臓に戻る血液が流れる血管。

唾液 口の中の腺から分泌される液体で、食物を味わい、分解するのを助ける。

腸 食物の栄養を吸収し、便を作る働きをする長い管状の消化器官。

動脈 心臓から全身へ流れる血液が通る血管。

二酸化炭素 細胞から排出される気体で、血液によって肺に運ばれ呼吸時に吐き出される。

尿 血液が腎臓でろ過されるときに出る老廃物を含む水で、膀胱に貯められる。

肺胞 肺の中にある小さな袋。その壁はひじょうに薄く、通過した酸素は赤血球に取り込まれる。

脾臓 胃と横隔膜のあいだの左寄りにある小さな器官。古い赤血球をろ過し、取りのぞく。

弁 血液が逆流しないよう開いたり閉じたりする構造物。

毛細血管 動脈と静脈をつなぐ細い血管。

リンパ液 リンパ管やリンパ腺のなかにある無色の液体。

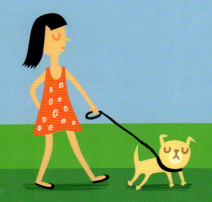
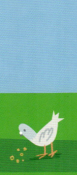
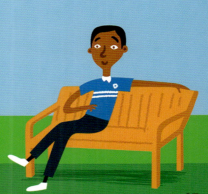

30秒でわかる 消化系

食べた食物は消化系に運ばれます。消化系はいくつもの器官が結びついてできた体の中の通路で、食物は五つの段階をへて消化されます。

噛む 歯で食物をすりつぶします。口の中で分泌される唾液によって、食物はやわらかく分解されやすくなります。

のみ込む 舌で食物を口の奥に運びます。筋肉の伸び縮みによって食物は喉から食道を通って胃へと送りこまれます。

分解する 胃の収縮運動によって食物はこね回され、胃酸で溶かされどろどろのスープのようになります。

吸収する どろどろのスープは長いうずまき状の管（小腸）に運ばれます。小腸の内壁には柔毛と呼ばれる指状の小さな突起がびっしりとはえており、それが栄養素を吸い込んで血液に送ります。

老廃物を集める トマトの種や硬いトウモロコシの皮など、小腸で吸収されなかったものは大腸に運ばれ、固まって便になり、トイレで体外に出されます。

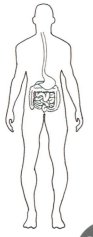

3秒でまとめ

消化系は食物を分解し、栄養素を吸収して、老廃物を外に出す。

3分でできる 「長さはどれぐらい？」

消化系はまっすぐではなく、小腸などはとくにくねくねと曲がりくねっている。消化系の長さは人の背丈の4.5倍もある。

消化系の長さを知りたければ、身長を4.5倍すればいい。その長さを書きとめておき、糸をその長さに切る。それを床の上に伸ばしてみよう。食物がどれほど遠くまで旅をしているかがわかる。

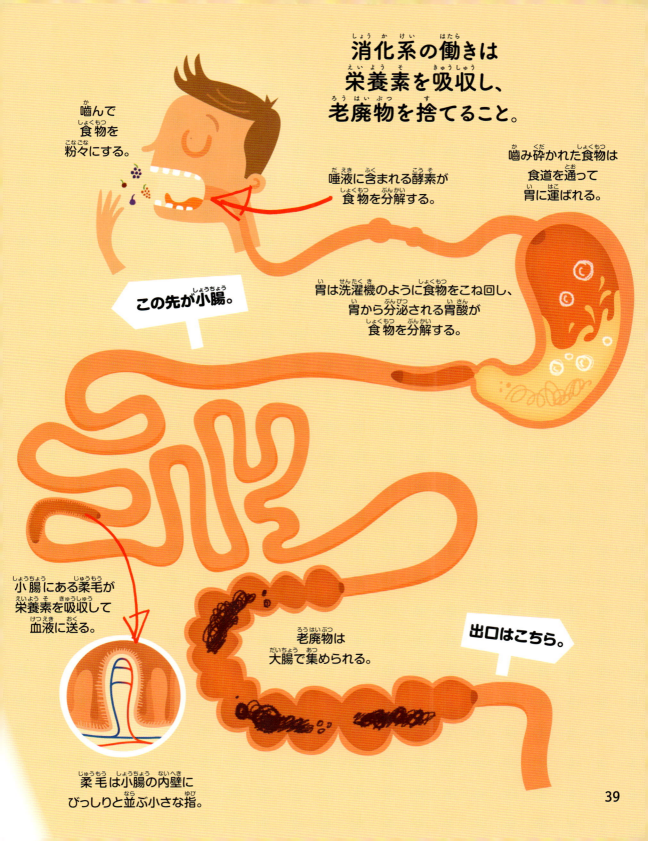

30秒でわかる 老廃物

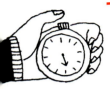

大都市とおなじで、人の体からもたくさんのゴミが出ます。取りのぞかないと、体内にたまって病気になります。トイレに行くと出るものが老廃物のすべてではありません。人間はどこに行っても、そこに老廃物を置いてきているのです。

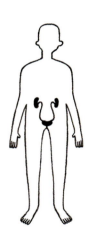

便は消化できなかった食物からできており、腸の中で生きている細菌を含んでいます。

尿は液体の老廃物です。血液はすべてふたつある腎臓を通過し、そこで余分な水と老廃物が取りのぞかれます。尿は膀胱にたくわえられ、日に数度、体外に排出されます。

二酸化炭素は、細胞が栄養素をエネルギーに変えるときに出る気体の老廃物です。血液がそれを肺に運び、吐く息とともに外に出されます。

体内の細胞はつねに死に、代わりにあたらしい細胞が生まれています。死んだ細胞は脾臓に送られ、そこで分解されて再利用されます。特別な血球に食べられて処理されるものもあります。死んだ皮膚の細胞ははがれ落ちるだけ。その数は一日になんと5億個！

3秒でまとめ

体内ではいろんなタイプの老廃物が作られ、排出されている。

3分でできる 「皮膚の細胞の死骸（垢）の重さをはかってみよう！」

一日に5億個の皮膚の細胞が死んでいる。一年ではおよそ2兆個！ その重さはなんと700グラムに達する。空気中の埃や家の中の埃には多くの垢が含まれている。

生まれてからいままでにどれぐらいの垢を出してきたか知りたければ、700グラムに年齢をかけてみればいい。平均寿命80歳として、ヒトは死ぬまでにどれぐらいの垢を出すだろう？

老廃物を集め、たくわえ、
排出することによって、
ヒトの体は清潔に保たれる。

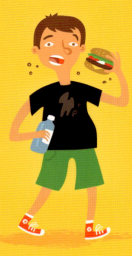

ヒトの体は
食べたり飲んだりした
食物から、
細胞や筋肉などを
働かせるための栄養素を
取り込む。

体が必要としないものは、
排出しなければならない。

一日に体が排出するものは……

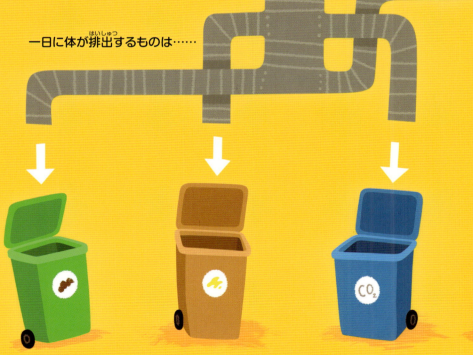

便
150-250グラム

尿
1.5リットル

二酸化炭素
500リットル——
200個の風船を
膨らませられる量。

皮膚の細胞
5億個

30秒でわかる 呼吸

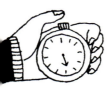

起きているときはもちろん眠っているときにも、ヒトは呼吸しています。

呼吸は無意識に起こりますが、意識してコントロールすることもできます。息を止めることもそうです。話したり歌ったり、楽器を演奏したりするとき、人は呼吸をコントロールしています。

呼吸に関係するいくつかの器官をまとめて呼吸系と呼び、その中心となるのが胸の中にある二つの大きな海綿状の器官、肺です。息を吸い込むには、まず胸の筋肉が動いて肺を広げます。口や鼻から吸い込んだ空気は、気管を通って肺まで下りていきます。

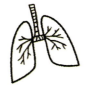

肺に入った空気は細気管支と呼ばれる小さな管を通り、3億個もある小さな袋、肺胞へと送り込まれます。空気中の酸素は肺胞壁を通って、肺胞を取り巻く毛細血管に吸収されます。こうして血液が酸素を全身に送り届けるのです。

血液はまた、細胞から排出される二酸化炭素を集めて、肺胞に送り返します。肺胞にたまった二酸化炭素は、吐く息とともに体外に排出されます。

3秒でまとめ

空気中の酸素を体内で利用するために、肺は酸素を取り込む。

ジュリアス・シーザーの息

ヒトは息を吸うたびに、古代ローマの将軍、ジュリアス・シーザーが吐き出した空気の分子を取り込んでいるという話を知っているだろうか。シーザーにかぎらず、過去の人たちが吐いた空気を取り込んでいるのだ！　なぜなら大気中に浮かぶ無数の分子は、いろいろな人が吸い込んで吐き出した分子が混ざり合ったものだからだ。

ヒトは
肺と
胸の筋肉を
使って
呼吸する。

息を吸うときには
胸の筋肉が
ろっ骨を引き上げ、
横隔膜が下がることで、
肺が広がる。

息を吐くときには
胸の筋肉が
ろっ骨を引き下げ、
横隔膜が上がることで、
肺が押されて縮む。

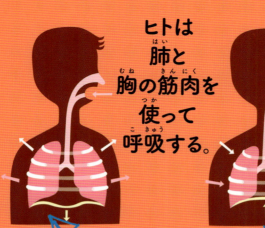

横隔膜

歌うときには呼吸を微妙に
コントロールする必要がある。
声は楽器だ！

管楽器の演奏には
深い呼吸が
求められる。

アコーディオンは
肺とおなじように
空気を取り込んで、
吐き出す。

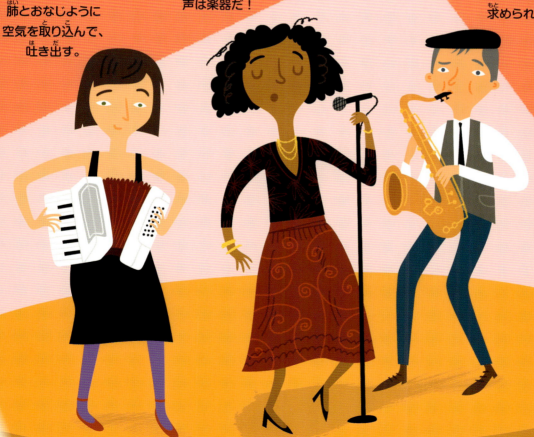

43

30秒でわかる
血液

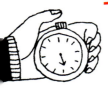

血液は配達屋です。体の中の組織や器官をくまなくめぐり、肺で集められた酸素を全身の細胞に配っています。また腸で集められた栄養素を全身に届けてもいるのです。

ほかにも大切なものを運んでいます。細胞から老廃物を集めて別の場所に運んだり、のんだ薬を必要とされる場所へと届けたりしているのです。

体内の部位から別の部位にメッセージを伝達する化学物質、ホルモンを運ぶのも血液の役目です。たとえば、ヒトが身の危険を感じると、腎臓の近くにある腺からアドレナリンというホルモンが血液中に放出されます。アドレナリンが心臓に届くと、心臓は拍動を速めて体にエネルギーとスピードをみなぎらせます。

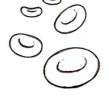

心臓から送り出される血液は、体じゅうに張りめぐらされた血管を通って全身をめぐります。心臓から出ている血管はとても太いものですが、枝分かれするうちにだんだん細くなり、最後は毛細血管となって細胞に届くのです。

3秒でまとめ

血管は全身をめぐり、酸素や栄養素などを届ける。

驚異の血液

- 血液1滴には3億個の血球が含まれている。
- 大人の血液は全部で5リットルにもなる。
- ヒトの血管の長さは10万キロ！ その大半は毛細血管が占める。
- 血球が心臓から出て全身をめぐり、心臓に戻るまでにかかる時間はわずか1分。

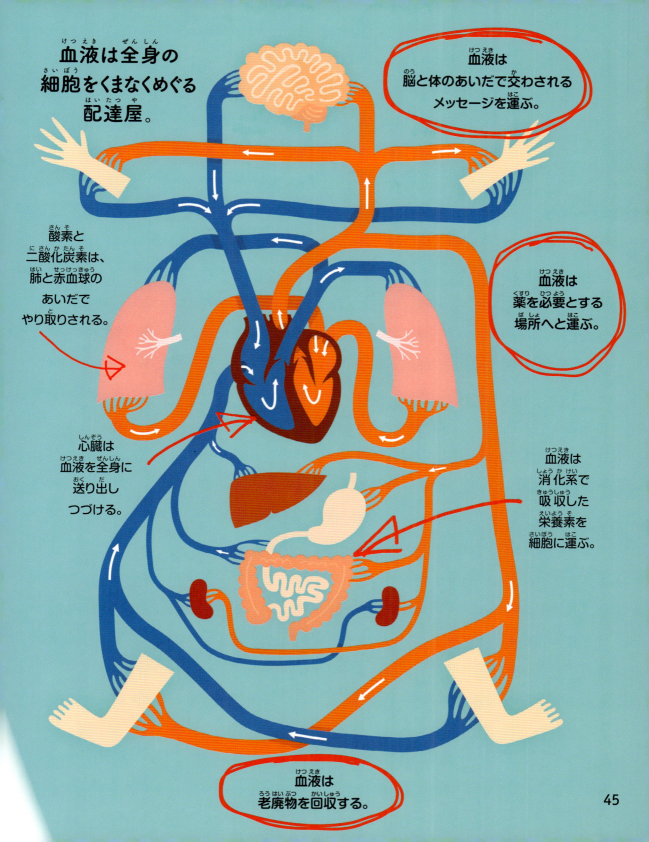

30秒でわかる 心臓

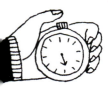

心臓は体のなかでいちばんの働き者です。ヒトのこぶしぐらいの大きさの筋肉でできた袋で、収縮と拡張をくりかえして全身に血を送り出します。

心臓は1分間に70回ほど収縮（拍動）します。1時間に4200回、1日に10万回。けっして止まらず、休むこともありません。

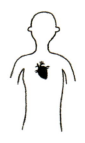

心臓はたったひとつしかないとても大事な器官で、内部は4つの部分に分かれており、小さいほうの2つを心房、大きいほうの2つを心室と呼びます。心臓に入ってくる太い血管が静脈、心臓から出ていく太い血管が動脈で、全身をめぐる血管へとつながっています。

心臓の筋肉（心筋）がゆるむと、静脈の血液が心臓に流れ込んで中の心房や心室をいっぱいにします。心臓には血液の逆流をふせぐ弁があるので、血液の流れは一方通行です。拍動するたびに弁が閉じるので、ドクドクという音がします。

心筋が収縮すると、血液は動脈へと送り出され、全身をめぐります。

3秒でまとめ

心臓は1日24時間拍動しつづけ、血液を全身に送り出している。

3分でできる「脈をはかってみよう」

① 手首の内側、太い血管が走っている親指の付け根あたりに指を3本あてがってみよう。
皮膚の下に動きを感じるかな？　これが脈だ。

② 時計かタイマーを使い、1分間の脈の数をはかってみよう。
脈の数は心臓が拍動する回数だ。

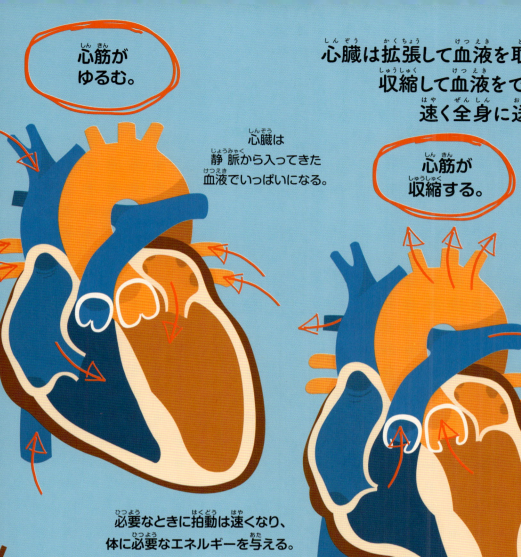

心筋が
ゆるむ。

心臓は拡張して血液を取り込み、
収縮して血液をできるだけ
速く全身に送り出す。

心臓は
静脈から入ってきた
血液でいっぱいになる。

心筋が
収縮する。

心臓は血液を
動脈に送り出す。

必要なときに拍動は速くなり、
体に必要なエネルギーを与える。

1分間の拍動の回数

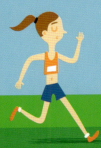

全力疾走
約180回

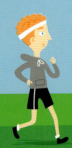

ジョギング
約140回

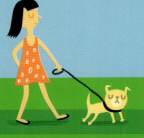

ウォーキング
約95回

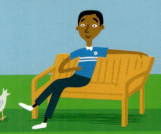

休んでいるとき
約70回

30秒でわかる 免疫系

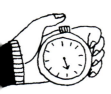

ヒトの体内では、病原体や病気を締め出すための戦いがつねに行われています。戦っているのは免疫系で、戦い方はいろいろです。

皮膚は病原体から体を守る防壁の役目をはたし、その表面は細菌やカビを殺す酸でおおわれています。目や鼻の穴や耳や口は皮膚にあいた穴ですが、涙や鼻水、耳あかや唾液には病原体をやっつける物質が含まれています。傷口から病原体の侵入を受けると、特別な白血球が病原体に攻撃をしかけます。

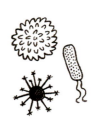

病原体を飲み込んでも、唾液や胃酸がやっつけてくれます。しかし、ある種の病原体はその攻撃をかいくぐって食中毒を起こします。すると免疫系が働き、嘔吐や下痢によって病原体を体外に放出するのです。

風邪やインフルエンザの病原体は空気感染します。そこで活躍するのが鼻や喉や気管の粘膜で、病原体を捕まえます。病気を引き起こす病原体が体内に入ると、白血球の一種が抗体と呼ばれる物質を作ることにより、退治のしかたを学びます。たいがいの人が、水疱瘡のような病気に一度しかかからないのはそのおかげです。

3秒でまとめ

免疫系は病原体と戦い、体の健康を保つ働きをしている。

リンパ腺に触ってみよう

免疫系の一部であるリンパ腺は、小さな豆の形をしている。脾臓と協力して、体液をろ過し、病原体を捕らえる。病気になるとリンパ腺が腫れて痛いのは、たくさんの病原体を捕らえているからだ。首筋やわきの下にもリンパ腺はあり、触れることができる。

病原体は体内に侵入してそこを
すみかにしようとするが、
免疫系はいろいろな方法でこれを撃退する。

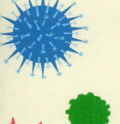

皮膚をおおう酸は
カビと戦う。

唾液は病原体
をやっつける。

耳あかは
病原体を
捕まえて
やっつける。

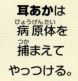

鼻や喉の粘膜は
病原体を
捕らえる。

胃酸は
病原体をやっつける。

脾臓は
病原体を捕らえる。

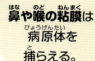

白血球は
病原体と戦う。

リンパ腺は
病原体を捕らえる。

白血球の一種は
抗体を作る。

抗体は
病原体と結合する。

抗体は
免疫系と協力して
病原体を破壊する。

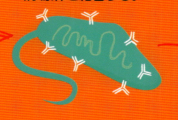
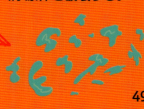

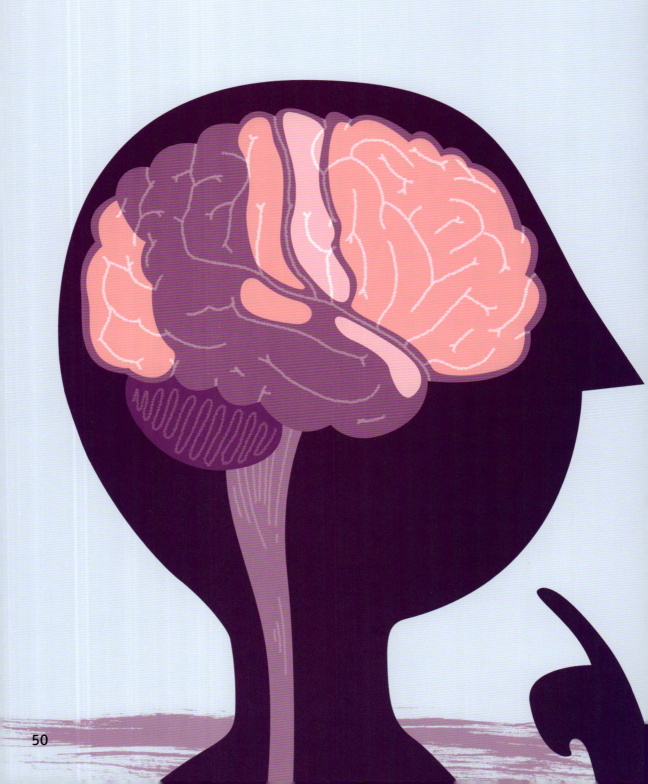

脳と神経系

このページに書かれている言葉の意味をどうやって学びましたか？ あなたが物事を理解し、世の中のことを考え、どうすべきか決断できるのはどうしてでしょう？ すべては優秀な脳のおかげです。考えたり学んだり記憶したりする以外にも、脳は体のいろいろな働きに関係していて、感覚器官からの信号を分析し、筋肉を動かしています。脳は神経系をとおして指令を出し、体をコントロールしているのです。

脳と神経系 用語集

器官 ふたつ以上の組織からなり、特別な役割をになっている体の部分。たとえば心臓や肺。

嗅覚 においを嗅いだときに生じる感覚。

筋肉 収縮（ちぢむこと）して動きを生み出す体の一部。

視床下部 間脳の一部。体温や空腹、喉の渇きや眠りをコントロールするなど、いろいろな役割をになう。

小脳 姿勢を保ち、体の動きを調整する働きをする。

神経 神経細胞が作る長い繊維の束で、全身に信号を送っている。

神経細胞（ニューロン） 高速で電気的な信号を送る細胞。神経系は100億以上の神経細胞からできている。

大脳 思考や感情のほか、触れたり、味わったり、においを嗅いだり、物を見たりしたときに生じる感覚をつかさどる、脳でもっとも大きな部分。

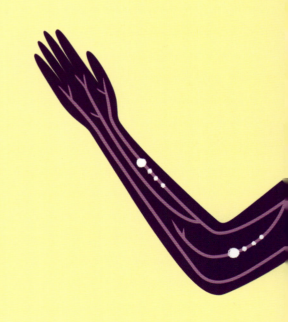

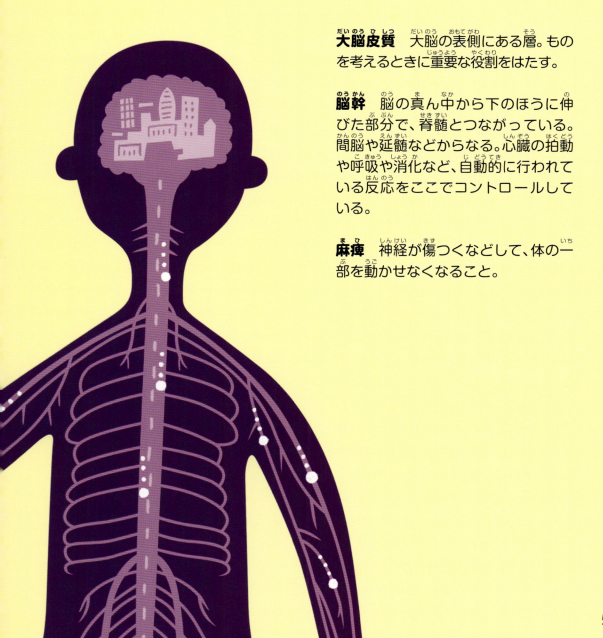

大脳皮質 大脳の表側にある層。ものを考えるときに重要な役割をはたす。

脳幹 脳の真ん中から下のほうに伸びた部分で、脊髄とつながっている。間脳や延髄などからなる。心臓の拍動や呼吸や消化など、自動的に行われている反応をここでコントロールしている。

麻痺 神経が傷つくなどして、体の一部を動かせなくなること。

30秒でわかる 脳

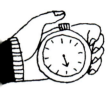

脳は体をコントロールする生きたコンピュータ、とても大事な器官です。感覚器官から信号を集め、まわりで何が起きているのかを見極めたり、体のあらゆる動きを調整したりします。いろいろな器官の様子に目を光らせてもいます。また、学び、考え、記憶し、決断をくだすのも脳の仕事です。脳は「こころ」のある場所で、ヒトの性格や考え方、感じ方も脳できまります。

ヒトの脳は大きくてやわらかで濡れています。そして、しわが寄ったピンクがかった灰色をしていて、クルミに似ています。大脳の表側には大脳皮質の層があり、そこでものを考えたり理解したりします。大脳皮質を広げると枕カバーくらいの大きさですが、たくさんのひだやしわが寄っているので、頭の中にすっぽりおさまります。

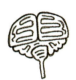

大脳はふたつに分かれていますが、脳梁と呼ばれる神経の束でつながっています。その後ろ側にあるのが小脳で、動きや姿勢をコントロールしています。

脳の真ん中あたりにあるのが辺縁系で、記憶や恐怖、興奮や眠りに関わるいくつかの部分（間脳の視床下部や大脳の扁桃体など）が集まったものです。

3秒でまとめ

脳は複雑な器官で、体のほかの部分をコントロールする。

3分でできる 「右と左、どちらが優勢？」

たいていのヒトの脳は、左右どちらかが優勢で、体の使いやすい側がそれできまる。つぎの活動をするとき、自然と出るのはどっちの手足かな？ 逆もためしてみよう。

・ハサミを握る。　　　・ボールを投げたり、受け取ったりする。
・自分の鼻に触る。　　・片足立ちをする。　　・ボールを蹴る。

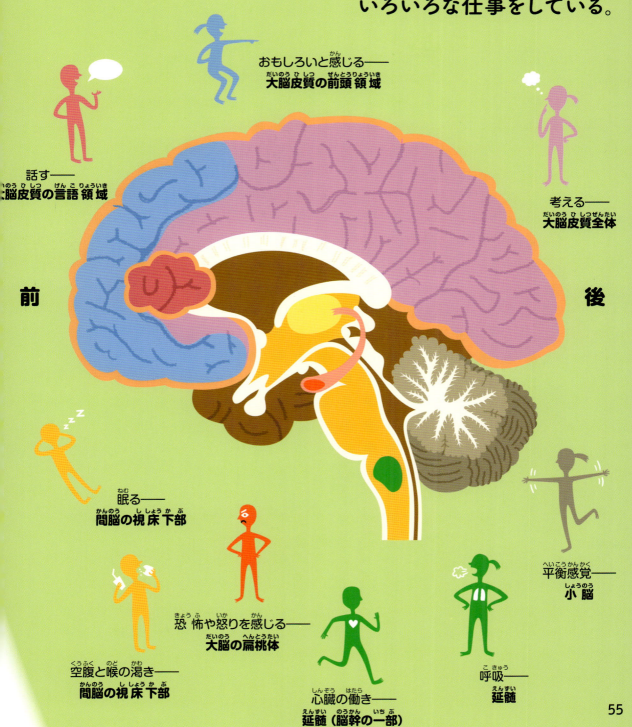

30秒でわかる 思考

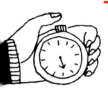

思考すること、それはすごい能力です。たとえば誕生日のケーキを食べているときにさえ、自転車に乗るゾウのような、見たこともないものを想像できるのです！　幼いころの部屋の様子や夏休みにたてた計画を思い出すこともできます。算数の問題をといたり、お話を作ったり、前に見た夢を思い出したり。そういうことができる脳の中はどうなっているのでしょう？

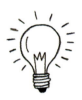

脳の中でおもにものを考えているのは大脳皮質です。これは数十億のニューロンと呼ばれる神経細胞でできています。ニューロンは無数に枝分かれした木のようなもので、枝は伸び広がってほかのニューロンの枝と結合します。ただし、この結合部分にはわずかな隙間があります。

この隙間を超えてすごい速さで信号がやりとりされることで、さまざまな思考やアイディアや決断が伝えられていきます。あたらしいことを習ったり記憶したりするたびにニューロンの枝は増え、また別のニューロンと結合していきます。

3秒でまとめ

大脳皮質の中で信号がめざましい速度でやり取りされることにより、人はものを考えることができる。

3分でできる「記憶力テスト」

用意するもの：なんでもいいから身近にある物を10個。布。

10個の物をトレイかテーブルに並べ、友達にそれらを30秒間眺めてもらう。つぎに布をかぶせて隠し、いま見たものを紙に書いてもらう。大人から子供まで、いろんな年代の人におなじテストをやってもらおう。

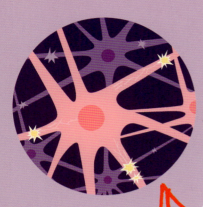

大脳皮質では数十億のニューロンが信号をやりとりしている。

大脳皮質は領域によって扱う情報の種類が異なる。

皮膚感覚領域
触感の情報を処理する。

随意運動領域
筋肉をコントロールする。

味覚領域
味の情報を処理する。

前頭領域
思考、理解、決断。

嗅覚領域
においの情報を処理する。

視覚領域
見たものの情報を処理する。

聴覚領域
音の情報を処理する。

海馬
記憶をたくわえる。

30秒でわかる
神経系

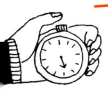

脳は神経系と呼ばれるネットワークによって、体のすべての部分とつながっています。このネットワークを構成するのがニューロンの束である神経、脳、脊髄です。

脳の真ん中から下のほうに伸びる脳幹は、背中を走る幹線道路、脊髄とつながっています。脊髄は損傷を受けないように背骨の中にあります。

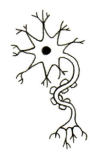

脊髄から分かれた神経の枝は、腕や脚を通って指先やつま先まで、また各器官や皮膚、骨や筋肉など全身に張りめぐらされています。神経には感覚器官からの信号を脳へ伝えるものや、脳から出た信号を筋肉や体の各部分に伝えるものがあります。

神経は体の先端まで達しているとても長いニューロンの束なので、背の高い人の場合、脊髄から足の親指まで伸びる神経の長さは1メートルを超えます。しかし、とても細いので肉眼では見えません。

3秒でまとめ

神経のネットワークが、脳と体のほかの部分をつなぐ。

脊髄損傷

背骨や首の骨を折るなどして脊髄が傷つくと、信号が伝わらなくなる。事故にあって脊髄が傷ついた部分、たとえば腰から下などが麻痺するのはそのせいだ。しかし、科学の発展にともない、脊髄の傷ついた神経をつなぐことができるようになった。

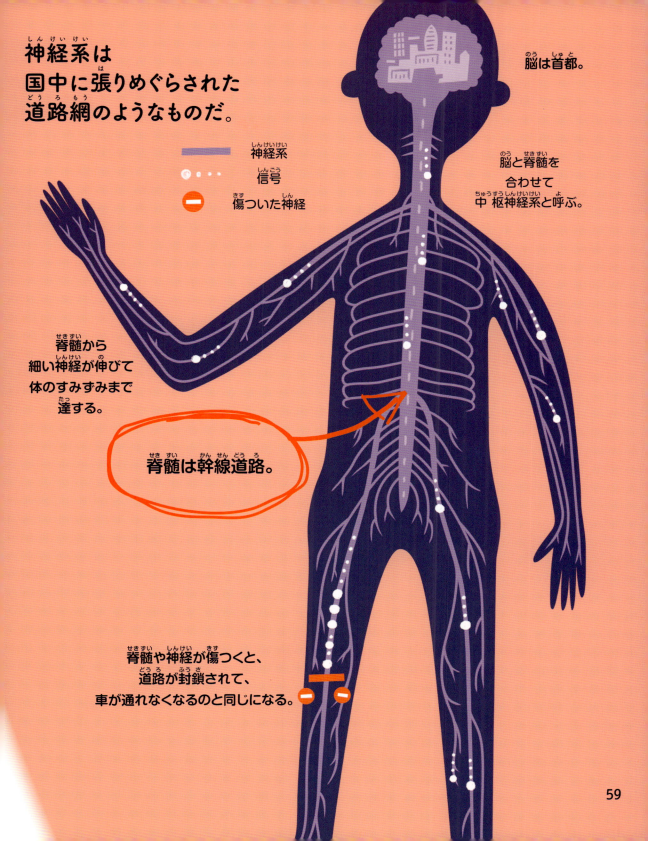

30秒でわかる
信号伝達

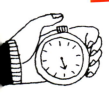

神経系が扱う信号の数は膨大です。全身の感覚器官から一度に送られるメッセージを、たえまなく脳に信号として伝えているのです。脳はその信号を処理して意味を読み取り、どんな行動をとるべきか判断します。それと同時に、全身をコントロールするための信号を送り出しています。

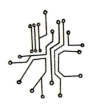

脳はとても複雑な器官で、一度にいろいろな仕事をこなすことができます。ふつうの人の脳は1秒間に100兆の計算をこなせる、と脳の専門家は考えています。

メッセージの処理も計算も瞬時に行われるので、わたしたちは気づきもしません。ただぼうっと立っているときにも、体は脳に信号を送りつづけています。たとえば風の向きとか、重い物を持っているとかいったメッセージを送りつづけているのです。それを受けて、脳はまっすぐに立っていられるように、筋肉の微調整を行います。

3秒でまとめ

脳と全身との
あいだで、
つねに
無数の信号が
やり取りされている。

共感覚

共感覚とは、ごく一部（2パーセント）の人に起こる不思議な現象だ。共感覚を持つ人は、感覚が混ぜこぜになる。たとえば、音が色彩を持っているように感じられ、味に形があるように感じられる。共感覚の人にとっては、数も文字も日も色を持ち、人の性格さえも色を持っているように感じられる。これは、ふつうなら結びつかない神経系の領域間で、信号がやり取りされるからだと考えられている。

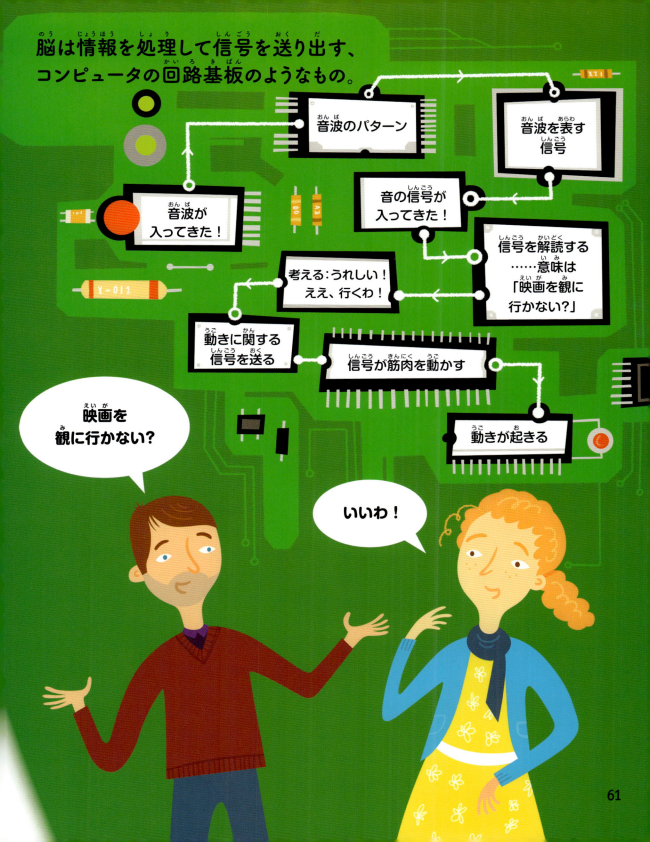

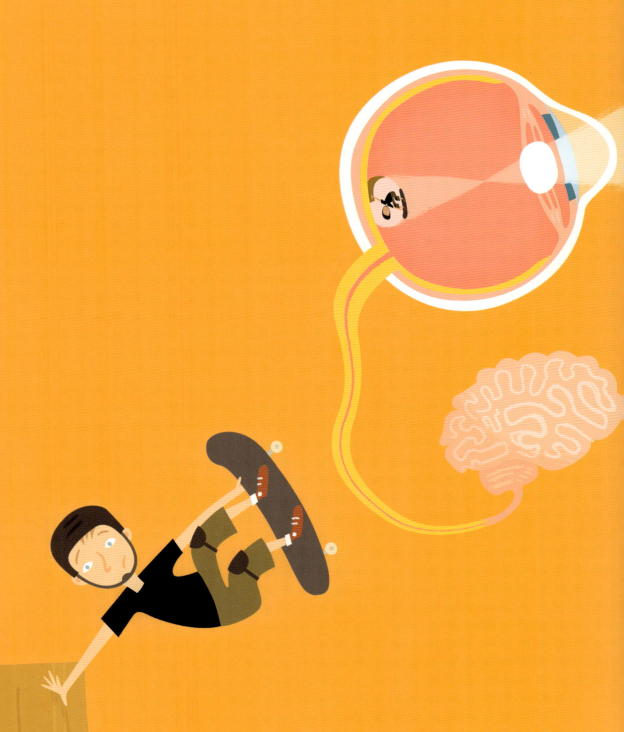

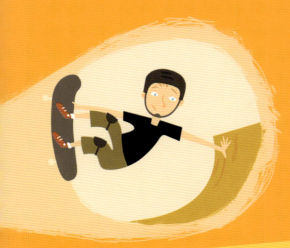

感覚

　視覚、聴覚、味覚、嗅覚、触覚の五感がなかったら、どうなるでしょう。とても生きていけません。感覚はまわりでなにが起きているかをあなたに教え、脳に情報を送る大切なものです。感覚があるからこそ物事を学んだり経験したりでき、また、あとで思い出せるように記憶しておくこともできるのです。わたしたちが、自由に歩きまわり、危険を避け、人とうまくつきあい、仕事をこなせるのは感覚があるおかげです。

感覚
用語集

うずまき管 内耳にあるカタツムリの形をした管で、聴覚に関係する。リンパ液で満たされており、リンパ液の振動を短い毛をもった細胞が感受し、信号として脳に送る。

自己受容性感覚 体の姿勢や位置や動きなど、体がどのように動いているかの感覚。

耳小骨 体のなかで最も小さくて精巧にできた3つの骨からなる。鼓膜の振動を内耳に伝える。

触覚センサー 触れたものを感知する細胞で、脳に信号を送る。

振動 なにかが震えたり揺れたりする小さな動き。

水晶体 無色透明なゼリー状の組織で、入ってきた光を屈折させて、目の奥にある網膜にきれいに像ができるようにピント調整をおこなう。

舌乳頭 舌の表面に見える小さなでっぱりのことで、そのまわりの溝には味覚芽が分布している。

半規管 うずまき管の上にある3つの小さな輪。リンパ液で満たされ、その流れを感受する短い毛をもった細胞があり、バランスをとるのに役立つ。

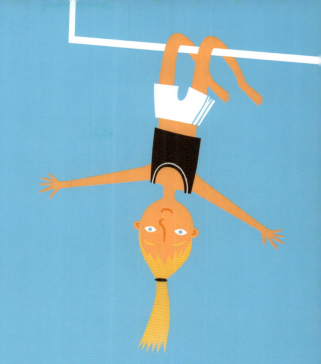

分子 ふたつ以上の原子が結合したもの。

網膜 目の奥にある組織で、光を脳に伝える信号に変える。目の奥にある組織で、光を感受する桿体細胞と錐体細胞がある。感受した光のパターンを処理し、信号として脳に送る。

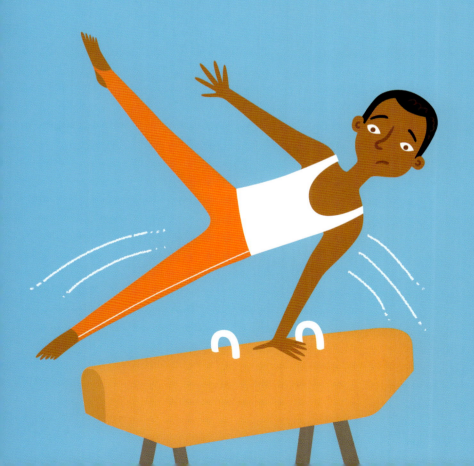

30秒でわかる 視覚

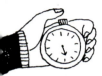

視覚は五感のうちでもっとも役にたつ感覚です。対象物からやってくる光を感受することによって、瞬時にまわりの状況を判断することが可能になります。

光を感受するのが目です。前面の透明な窓（角膜）に当たった光は中央の黒い穴（瞳孔）から中に入り、透明なゼリー状の水晶体を通過します。光は水晶体によって屈折し、ピントが合うよう調節されるので、目の奥にある、光を感受する細胞が集まった網膜上に鮮明な像ができるのです。

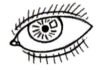

光はつねにまっすぐに進むため、水晶体で屈折した光は交差し、その結果網膜上にできる像は上下左右が逆になります。

網膜の数百万個の細胞は、感受した光のパターンを処理し、信号として視神経を通じて脳に送ります。送られてきた信号を、脳はもとの姿に戻してとらえ、それが何かを理解するのです。

3秒でまとめ

目は光を集め、それが作るパターンを感受し、信号として脳に送る。

3分でできる「ひっかかるかな？」

脳もときに間違いをおかす。
錯覚を利用したテストで脳をためしてみよう。
ふたつのテーブルの大きさと形はちがうかな、それとも同じかな？

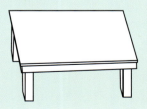
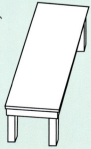

答えは96ページ

まわりで起きていることを、目は一瞬で見てとる。

目の前にある光景

光は水晶体の中で交差する。

網膜上に結ばれた像は上下左右が逆。

目が見たものを脳が理解する。

上下左右が逆の像を、脳はもとに戻す。

30秒でわかる
聴覚

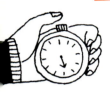

顔の両側に突き出しているふたつの渦巻き状のものは、そう、耳です！耳は外に出ている部分だけではなく、頭の奥深くまで伸びています。

耳の仕事は空気中から音を拾い集めることです。わたしたちは音に囲まれて生きています。物が動く音、こすれる音、音楽、話し声はすべて空気を振動させます。振動は拡散し、耳に届くと連鎖反応を起こすのです。

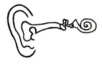

まずは外に出ている耳介が振動を集め、耳の穴へと導きます。振動はつぎにぴんと張った鼓膜にぶつかり、これを振動させます。この振動が耳の中の三つの小さな骨（耳小骨）に伝わり、さらにカタツムリの形をしたうずまき管のなかのリンパ液を震わせます。うずまき管の中には短い毛をもつ細胞があって、振動を拾い集めて信号として脳に送ります。

脳は音の振動の速さや強さを表すさまざまな信号を受け取ると、記憶に残っている音と比較してなにが聞こえたのかを判断します。車のクラクションか、大好きな歌か、それとも友達があなたの名前を大声で呼んでいるのか。

3秒でまとめ

耳は空気中の音を集め、脳に信号を送る。

3分でできる 「鼓膜を作ってみよう」

用意するもの：ラップ、ボウル、生の米か砂糖、鍋のふた、木のスプーン。

❶ ボウルにラップをぴんと張る。
　ラップの上に数粒の米か砂糖をのせる。

❷ ラップのちかくで鍋のふたを木のスプーンで叩いて大きな音をたてる（ラップに触れないように）。音がラップの"鼓膜"を震わせ、米粒や砂糖が飛びはねるのが見える。
　耳の中で、音が当たると鼓膜はこんなふうに振動している。

空気中の音の振動は
どのようにして脳に届くのだろう？
その足取りを追ってみよう。

信号が神経を通って
脳に伝えられる。

うずまき管の中のリンパ液が
短い毛をもつ細胞を揺らし、
振動が感受される。

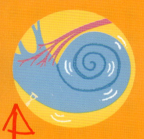

脳は音のパターンを
記憶にあるものと
比較し、
「大好きな歌！」だと
判断する。

ヘッドフォンから
音楽が流れる。

音が入ってくる！

振動が耳の穴から奥へと伝わる。

耳小骨が振動し、
その振動が
うずまき管に伝わる。

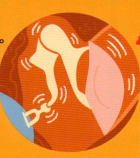

鼓膜が振動する。

耳の外に
出ている部分は
耳介という。

30秒でわかる
嗅覚

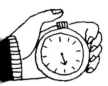

ヒトの鼻は、調子がいいときなら、1兆種類のにおいを嗅ぎ分けられます！しかし、鼻は小さい器官で、脳の嗅覚に関する領域もけっして大きくはありません。では、そんなすごい仕事をどうやってこなしているのでしょう？

空気中には、いろいろなものから剥がれおちた小さな分子が漂っていて、それがにおいの元になります。焼きたてのパンに熱々のコーヒー、洗いたての洗濯物、中身がこぼれだしそうなゴミ箱などのにおいを嗅ぎ分けられるのは、それらの小さなかけらが実際に鼻に飛びこんでくるからなのです！

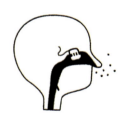

鼻の奥にはにおいを感受するとくべつな細胞、嗅細胞があり、においの元となる分子の種類によって嗅細胞の種類もちがいます。もっとも、ひとつのにおいにもいろいろな分子が含まれているので、それぞれに対応したいくつかの嗅細胞を刺激することになります。嗅細胞が脳に信号を送り、脳はこれまでに蓄積されたにおいの記録とそれとを比較し、なんのにおいかを判断します。

金貨のように、なんのにおいもしない物質もあります。金のような物質はとても安定していて、分子がかんたんには剥がれ落ちないので、鼻が分子を吸い込まないのです。

3秒でまとめ

鼻に入ってくるにおいの元となる分子は、嗅細胞によって感受される。

嗅覚と感情

つぎの質問に答えよう。
- 幼いころを思い出すにおいは？
- 楽しかった夏休みを思い出すにおいは？
- とてもひどいにおいを嗅ぐとどんな気分になる？

脳の中で、嗅覚に関する領域は、感情や記憶に関する領域のすぐ近くにある。そのせいで、においは記憶をよみがえらせたり、強い感情を引き起こしたりする。

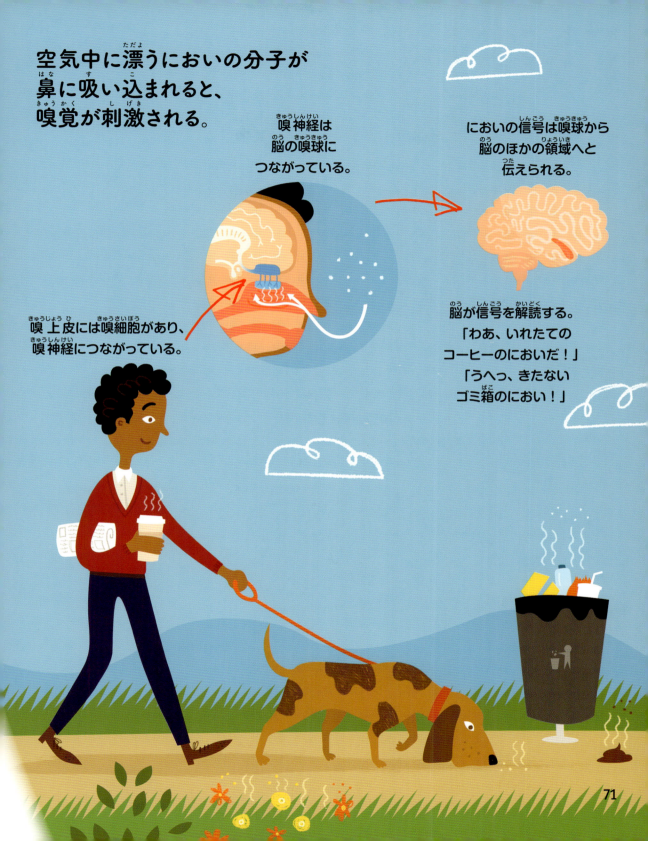

30秒でわかる 味覚

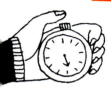

味覚があるおかげで、食事はより楽しくなります。舌は味覚芽と呼ばれる感覚器官を使って食べ物を味わいます。

鏡の前で舌を突き出してみると、でこぼこなのに気づくでしょう。でっぱっているのは味覚芽ではなく、舌乳頭です。味覚芽はもっと小さく、舌乳頭のまわりの小さな溝の中にあります。

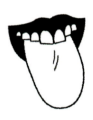

食べ物を噛むと口の中に唾液が分泌されます。細かくなった食べ物は、舌乳頭のまわりの溝に入りこんで味覚芽に触れます。ひとつの味覚芽には50の味細胞があり、食べ物に含まれる味覚の基本となる成分、塩辛味成分、甘味成分、酸味成分、苦味成分、それに旨味成分を感受して脳に信号を送ります。脳は送られた信号を解読してどんな味かを判断します。

食事を味わうためには、嗅覚も大事な役割をはたします。ふわりと立ちのぼる料理のにおいには、いろいろな情報がつまっています。風邪をひいて鼻がつまると、食事をちゃんと味わえないのはそのせいなのです。

3秒でまとめ

人は舌で、そして鼻で食事を味わう。

3分でできる「味覚テスト」

用意するもの：リンゴひとかけら、キャベツ少々、ニンジン少々、目隠し用の布。

鼻がきかなくても味がわかるだろうか？ 友達や家族にたのんで目隠ししてもらい、つぎに鼻をつまんでもらう。それから三つのものの味を確かめてもらう。どれがどれだか当てられるかな？ 鼻をつままずにおなじテストをしてもらおう。

食べ物の甘味成分、酸味成分、塩辛味成分、苦味成分、旨味成分を感知する味覚芽の数は、2000から1万。

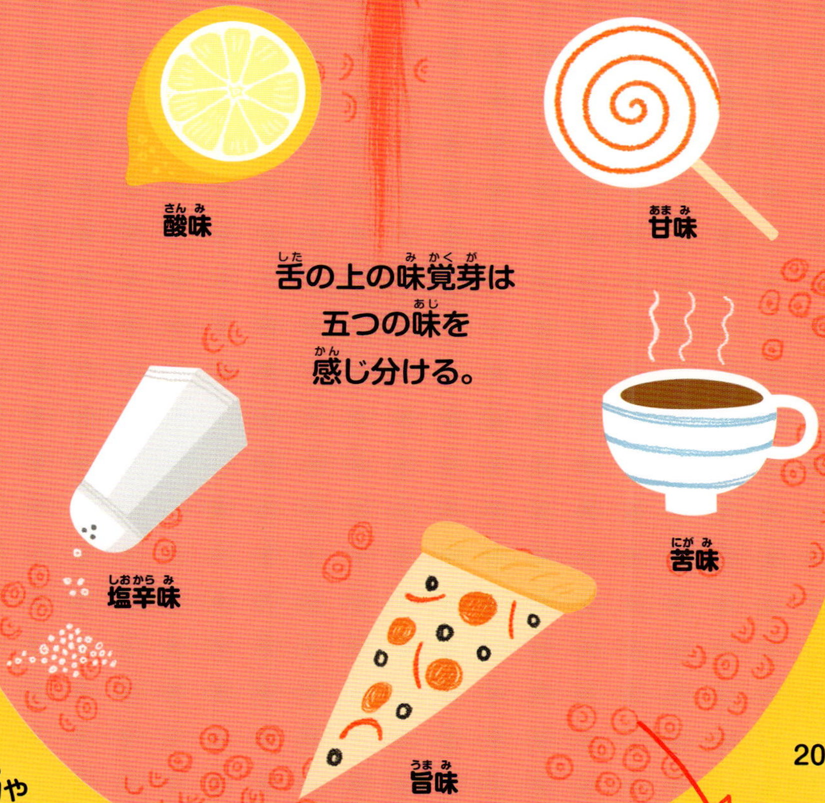

酸味

甘味

舌の上の味覚芽は五つの味を感じ分ける。

苦味

塩辛味

旨味

大人がすごく塩辛い物や甘い物が好きなのは、そのほうが味がわかりやすいから。

20歳になるまでに、味覚芽の数は半減する！

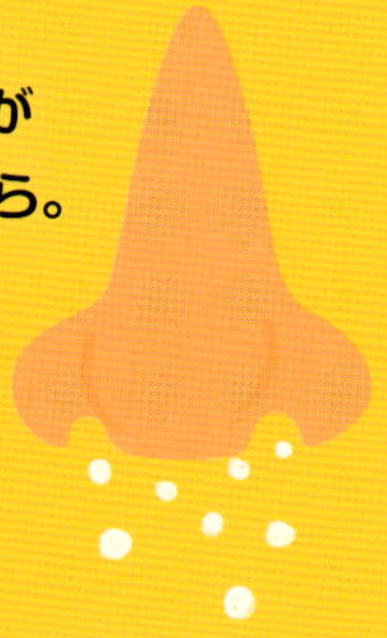

舌乳頭
舌乳頭の溝
味覚芽（味細胞が並んでいる）
脳につながる神経

食べ物を味わうには、鼻も大事だ。

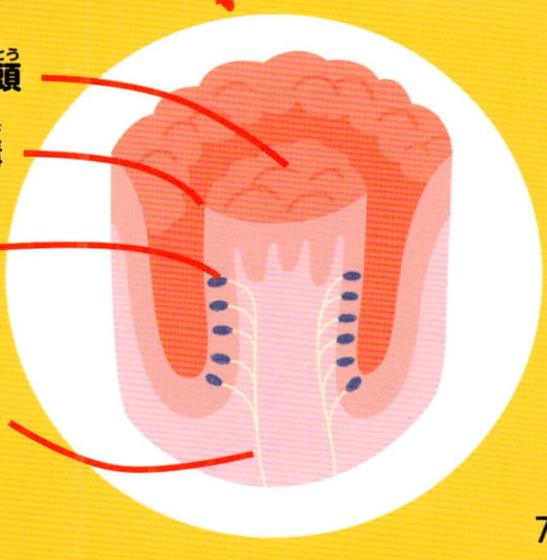

30秒でわかる 触覚

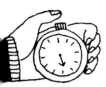

視覚、聴覚、味覚、嗅覚の感覚器官はすべて頭部にありますが、触覚センサーは全身のいたるところにあります。

皮膚のすぐ下にも、体の部分や器官にも無数の触覚センサーがあり、神経によって脳とつながっています。触覚センサーのスイッチが入ると、どんな感じかを伝える信号が脳に送られます。

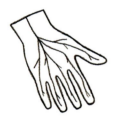

ほかの感覚に比べて触覚は軽く見られがちですが、じつはとても大事なのです。人が歩きまわり、物をつかみ、キーボードを叩き、服を着ることができるのは、触覚があるおかげです。床に足が触れたとき、シャワーを浴びたり誰かとハグしたりしたとき、なにも感じなかったらどうでしょう？ でも、触覚のいちばん大事な役目は、危険を知らせることです。痛いのはいやでも、痛みを感じるおかげでどこかをけがしたことがわかります。捻挫や火傷に気づき、治療することができます。

触覚センサーにはいくつかの種類があります。

- **圧点**——圧力や振動、手触りを感受する。
- **痛点**——皮膚が傷つくことなどで生じた痛みを感受する。
- **温点と冷点**——熱さや冷たさ、気温の変化を感じる。

3秒でまとめ

触覚センサーは圧力や痛み、熱さや冷たさを感受する。

3分でできる 「舌のトリック」

フォークを立てて持ち、とがった先を舌に押しあてる。ほとんどの人は、フォークの先は曲がっていると感じる。実際にはまっすぐでもそう感じるのだ。これは、脳が何を感じるか前もって予想するからだ。

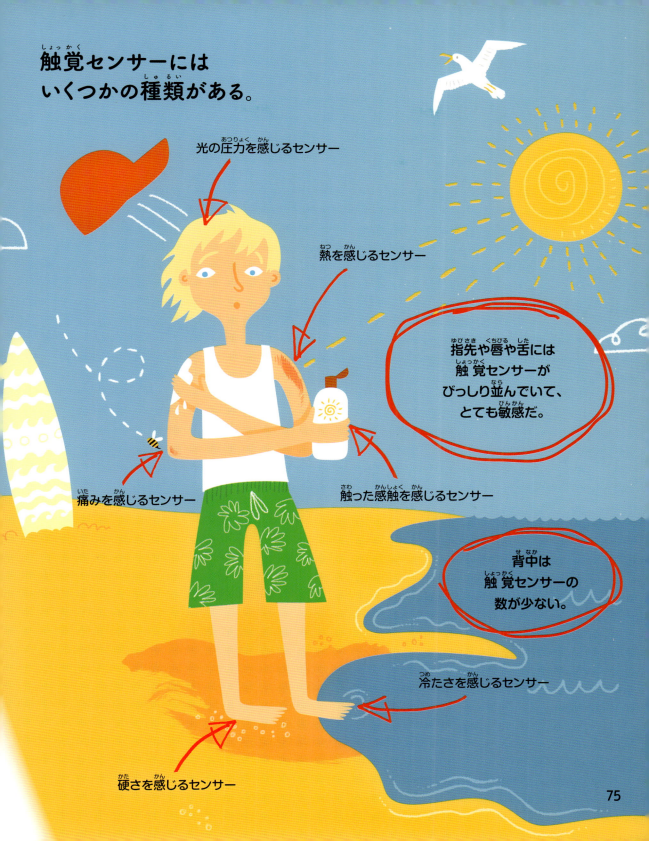

30秒でわかる
ここはどこ？

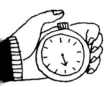

脳はつねにいま体がどんな姿勢をとっているかわかっています。これは自己受容性感覚と呼ばれる特別な感覚のおかげです。

自己受容性感覚によって脳は体の動きをコントロールすることができます。それは歩いたり走ったり、ボールをキャッチしたり、ベッドで寝がえりを打ったりといった毎日の活動に不可欠なものです。脳には体の各部位がどこにあるかわかっているので、つぎに何をするか指示を出すだけでよいのです。

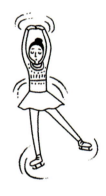

筋肉や関節には自己受容性感覚のセンサーがあり、体の各部位がどこにあり、どんな姿勢をとっているか、どれぐらいの速さで動いているかに関する信号が、センサーから脳に送られます。

さらに耳の中の半規管の働きで、体のバランスを保つことができます。回転したり、屈みこんだり、逆立ちしたりすると、それに合わせて半規管を満たしているリンパ液が動き、脳は体の状態を知ることができるのです。

3秒でまとめ

自己受容性感覚のおかげで、脳は体の動きをコントロールできる。

3分でできる 「体をテストする」

- 目を閉じ、腕を体の両側に伸ばす。
  つぎに、両方の人差し指で鼻に触れてみよう。
- 床板のつなぎ目など、まっすぐな線を見つける。
  その線の上を歩いてみよう。
  線からはみ出さずに速く歩けるかな？
- 片足立ちをして、目を閉じる。
  そのままバランスをとって何秒間がまんできるかな？

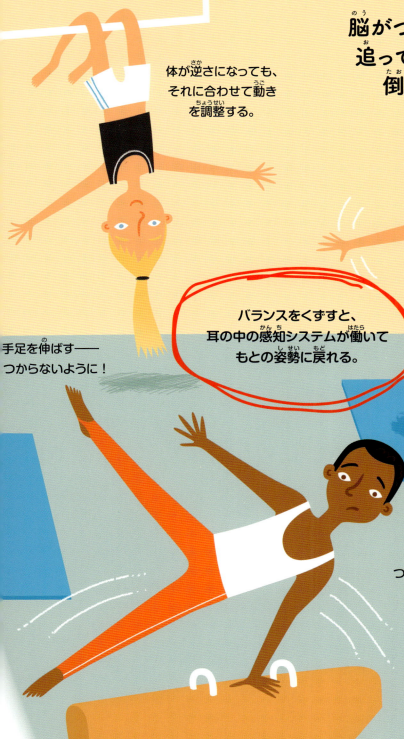

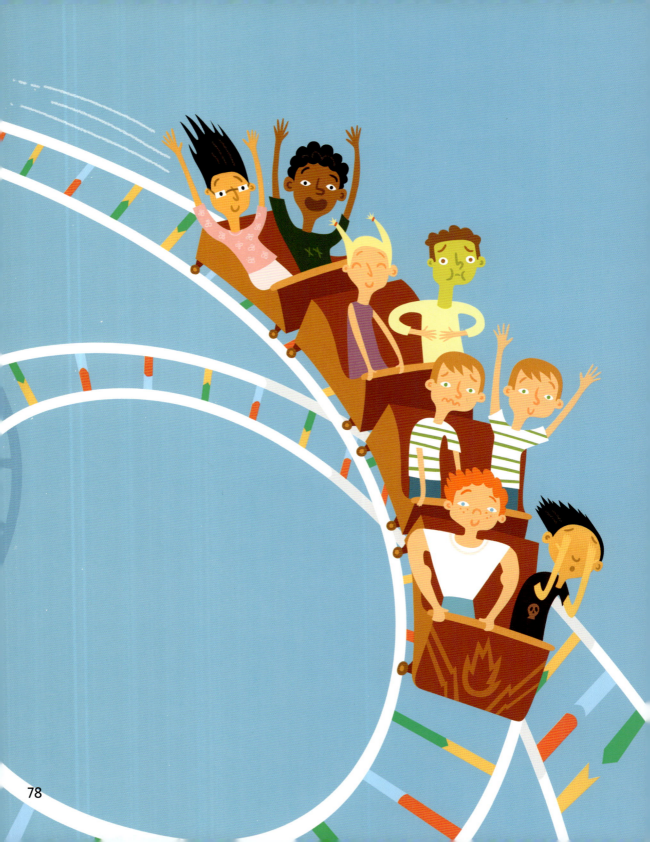

ヒトの体はすごい

体は変化します。赤ん坊から大人になるまで、日々成長していきます。そして、成長してからも、すごいことをしようとします。それは生殖、つまり赤ん坊を作ることです。ヒトが成長し、変化し、その特徴をつぎの世代に伝えられるのは、細胞の中にあるDNAのおかげです。

ヒトの体はすごい 用語集

遺伝子 細胞の核の中にあるDNAの一部分。体を作り働かせるための設計図のようなもの。

塩基 DNAを構成する化学物質。4種類ある。

筋肉 収縮（ちぢむこと）して動きを生みだす体の一部。

細胞 生物の体を作る最小単位。細菌のようにひとつの細胞からできている生物もあれば、数兆の細胞からなるものもある。

受精 男性の生殖細胞（精子）と女性の生殖細胞（卵）が合体すること。これにより赤ん坊になるあたらしい細胞（受精卵）ができる。

精子 男性の生殖細胞。

精巣 男性の生殖器官。左右にひとつずつあり、その中で精子が作られる。

染色体 細胞の核の中にあるひも状の構造。おもにDNAからなり、遺伝子を伝える働きをする。

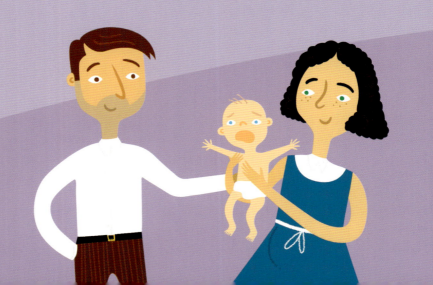

唾液　口の中の腺から出る液体で、食べ物を味わったり、溶かしたりするのに役立つ。

DNA　デオキシリボ核酸の略。細くて長いらせん階段のようなつくり（二重らせん構造）をしている。DNAの一部分が遺伝子。

毛包　皮膚の表面にあるカップ状のもので、ここから毛がはえる。

卵　女性の生殖細胞。

卵巣　女性の生殖器管。左右にひとつずつあり、その中で卵が作られる。

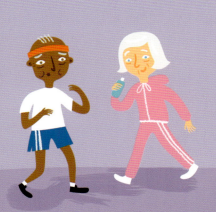
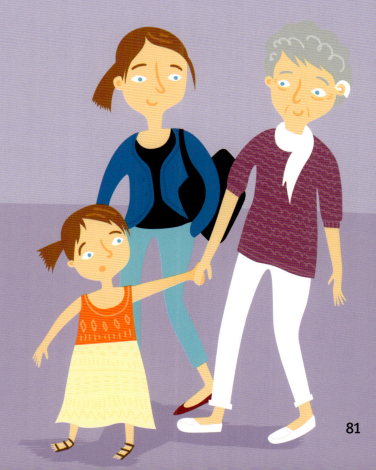

30秒でわかる
生殖

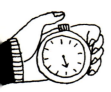

生殖とは生き物が自分のコピーを作ること。ヒトを含む動物にとって、それは赤ん坊を作ることです。

赤ん坊がヒトとして必要なものすべてを備えて生まれてくるというのは、考えてみれば驚くべきことです。母親の細胞ひとつと、父親の細胞ひとつが合体（受精）してできたあたらしいひとつの細胞（受精卵）、それがヒトのはじまりです。受精卵は分裂して成長し、やがて赤ん坊となります。

赤ん坊を作る特別な細胞は生殖細胞と呼ばれ、生殖系で作られます。男性と女性で生殖系はことなります。

男性は精巣の中で精子を作り、女性は卵巣の中で卵を作ります。卵が精子と受精してできたあたらしい細胞は子宮へと移動し、そこで赤ん坊へと成長します。妊娠した女性の子宮の中で、赤ん坊はおよそ10か月かけて成長し、誕生の日を迎えます。

3秒でまとめ

赤ん坊ができるためには、男性と女性の生殖細胞が受精しなければならない。

実験室で

生殖細胞が出会う場所は、女性の体内だけにかぎらない——科学者は卵と精子を採取して、容器の中で受精させることに成功した。これを体外受精と呼ぶ。あたらしくできた受精卵は、女性の子宮に移されて成長する。この方法を用いて、医者は赤ん坊を作る手助けをする。

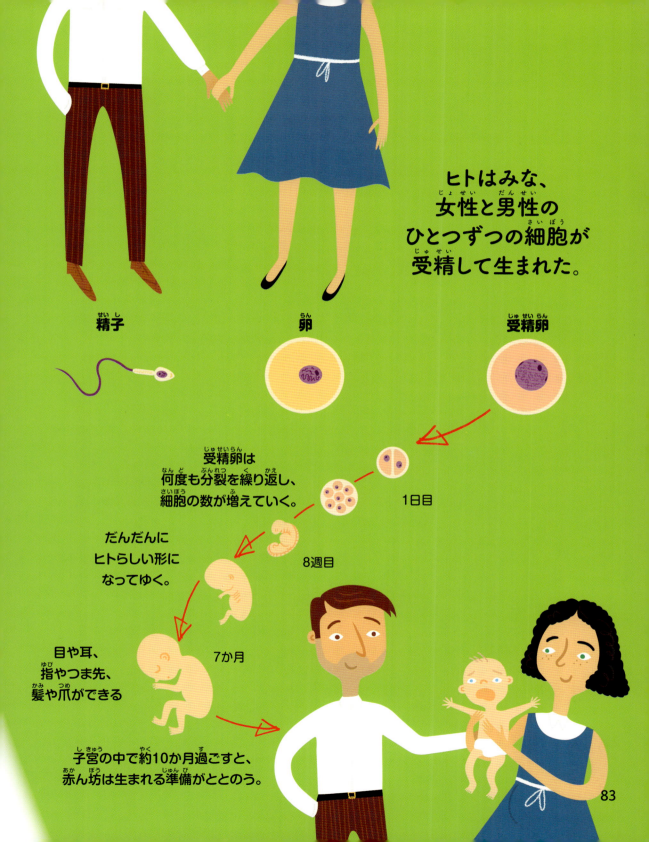

30秒でわかる 成長

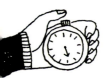

赤ん坊は誕生したあとも成長をつづけます。
誕生ははじまりにすぎないのです。

動物のなかでも、ヒトはとくに成長がゆっくりです。ヒトには知性があり、学んだことが行動のもとになります。しかし、知るべきことをすべて学ぶには長い時間がかかるのです。

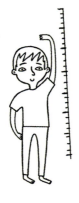

最初の一年間で、赤ん坊は五感を通して入ってくる情報の処理のしかたと、体をコントロールする方法を学び、12か月をすぎると、歩くことや話すことを学びます。

子供時代には、骨の成長にしたがって背が伸びます。腕と脚の骨の端には骨が成長する部分があります。頭蓋骨の場合は、古い骨を壊してあたらしい骨を作ることによって成長します。5歳ごろには乳歯が抜け、永久歯に生え変わります。

11歳から18歳のあいだが思春期で、大人らしい体つきになっていきます。この時期には脳も大きく変化し、神経のネットワークができあがり、大人らしい考え方をするようになります。

3秒でまとめ

人間が成長し大人になるまでには、20年以上かかる。

3分でできる「大人になるまでの期間」

人間は大人になるまでに20年かかる。動物の名前と大人になるまでの年（日）数を線で結んでみよう。

ミツバチ ●   ● 3年
バンドウイルカ ●   ● 5年
ゾウガメ ●   ● 14年
イヌワシ ●   ● 25年
トンボ ●   ● 21日

答えは96ページ

成長するにつれ体は変わっていく。
骨が長くなるにつれて背が伸びる。

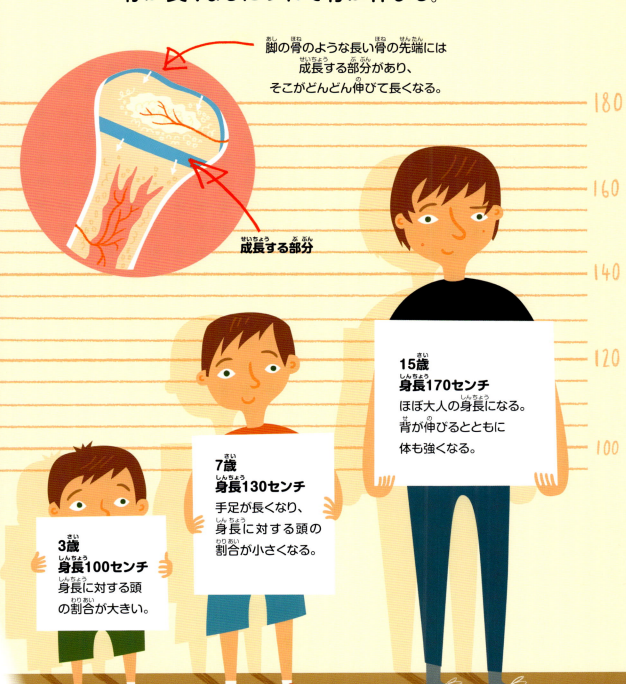

脚の骨のような長い骨の先端には成長する部分があり、そこがどんどん伸びて長くなる。

成長する部分

3歳
身長100センチ
身長に対する頭の割合が大きい。

7歳
身長130センチ
手足が長くなり、身長に対する頭の割合が小さくなる。

15歳
身長170センチ
ほぼ大人の身長になる。背が伸びるとともに体も強くなる。

30秒でわかる
老化

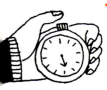

外見を見れば、ヒトの年齢はだいたいわかるものです。それは年をとるにつれ体形が変化するからです。

ヒトの細胞は永遠に生きたり再生されつづけたりするわけではありません。ゆっくりと死へ向かっていくのです。たとえば、色素を作る毛根の細胞が失われていくせいで、髪の毛は白くなります。毛包が働かなくなると、髪の毛は抜けてしまいます。また、関節はすり減って動きが悪くなり、骨や筋肉は細くなります。

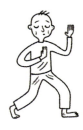

年をとると皮膚の細胞の再生がなかなか進まず、顔にしわが寄ります。皮膚が薄くなり、傷をうまく治せなくなります。話したり食べたり、感情をあらわしたりすると動く顔の皮膚はしわができやすく、年をとればできたしわが伸びなくなります。

科学技術のおかげで、老化によって生じる問題のうち解決できることも少なくありません。眼鏡や補聴器の助けを借りたり、手術で水晶体の働きをよくしたり、人工股関節にしたりすることで、年をとってもいきいきと活動的に暮らせるようになりました。

3秒でまとめ

人が年をとると、細胞の一部が死に、老化の原因となる。

寿命はどんどん伸びる！

年をとるのはいやかもしれないけれど、人の寿命は確実に伸びている。世界的に見ても、平均寿命は1900年に40歳だったのが、いまでは70歳！ 健康的な食事やよりよい薬、あたたかく安全な住まいが提供されるようになったおかげだ。

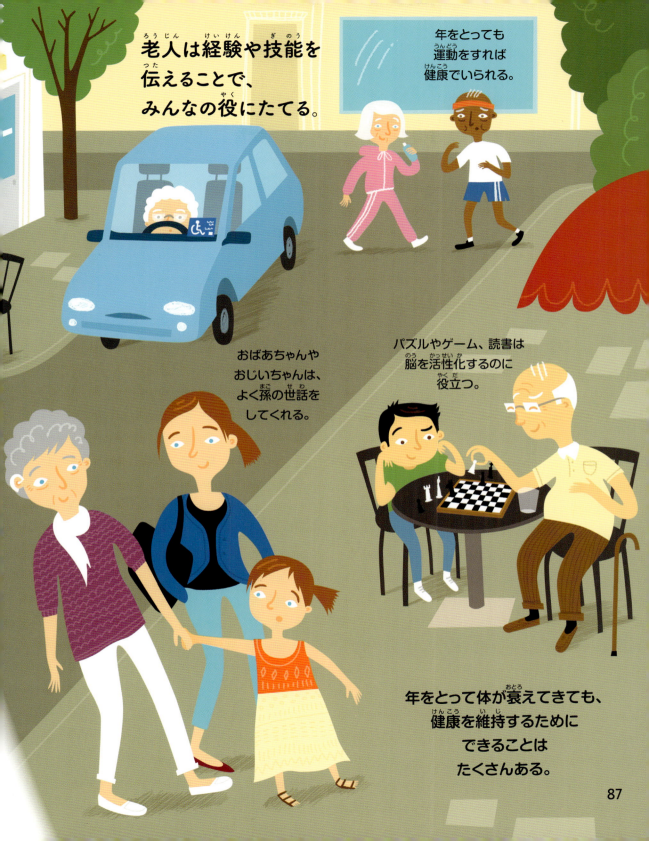

30秒でわかる 遺伝子とDNA

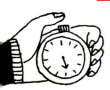

すべての生き物は、細胞の働きをコントロールする——つまりどんなふうに生きて、どんなふうに成長するかをコントロールする——遺伝子を持っています。それでは、遺伝子とはなんでしょう？ DNAとはなんなのでしょう？

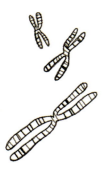

ヒトの細胞をのぞくと、細胞のコントロールセンターである核が見えます。核の中には染色体と呼ばれる46本のくるくる巻きのひもがあります。染色体は、らせん階段のようなつくり（二重らせん構造）のDNAと呼ばれる物質からできています。そして、DNAには塩基と呼ばれる4種類の物質が並んでいます。

遺伝子とはDNAの一部分のことで、特別な塩基の並びを含んでいます。塩基の並びは暗号のようなもので、細胞はそれを読み解いてその指示に従います。遺伝子はこうして、体に必要なもの、たとえばあたらしい細胞や体の部分、髪や唾液といった物質を作るように細胞に指示を出しているのです。

ほとんどの細胞は染色体と遺伝子のフルセットを持っていますが、実際に使うのは、特定の仕事をするのに必要な遺伝子だけです。たとえば毛根の細胞が髪を作ろうとするときは、髪の作り方を知っている遺伝子の指示に従う、といった具合です。

3秒でまとめ

遺伝子はDNAの一部分で、細胞に指示を与える。

DNAの長さはどれぐらい？

- ひとつの細胞の中のDNAをまっすぐに伸ばしてつなげると、長さは2メートルちかくになる。
- 「ヒトの体には60兆個の細胞があり、そのほとんどがフルセットの染色体を持っている」とする。
- 体の中の細胞すべてのDNAをまっすぐに伸ばしてつなげると、長さは1200億キロメートルにもなる。地球と太陽を42回往復できる距離だ！

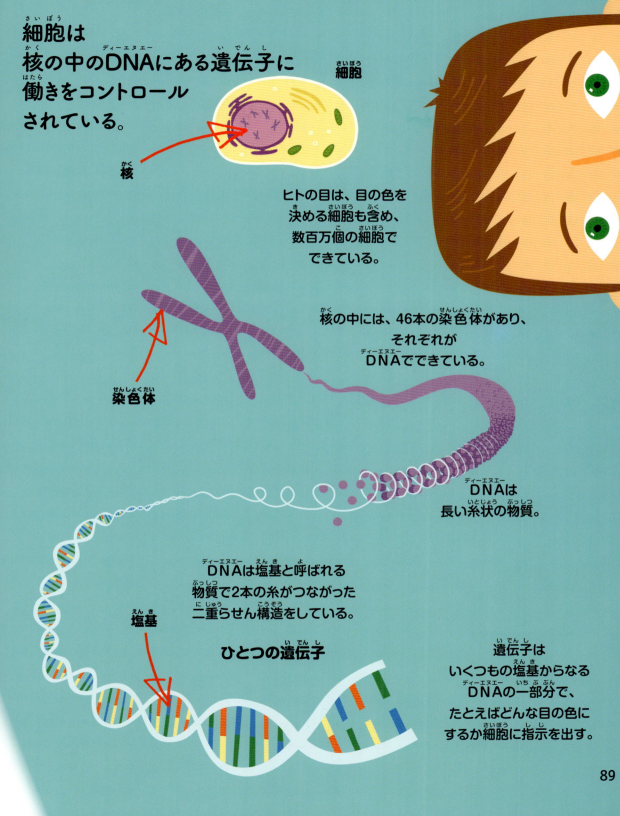

30秒でわかる
あなたらしさはどうやって決まる？

地球には70億以上の人間がいますが、あなたとおなじ人間は一人もいません。外見も歩き方も、好き嫌いも、あなただけのものです。では、あなたらしさとはなんでしょうか？ それはおもに遺伝子によって決まります。

生物は種によって独自の遺伝子のセット、つまりゲノムを持っています。ヒトであるあなたが持っているのはヒトゲノムです。そのおかげであなたは、二本足で立って歩くとか言葉を話すといったヒトの特徴や能力を備えた姿に成長するのです。

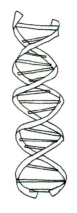

しかし、ヒトゲノムを構成するそれぞれの遺伝子はヒトによって少しずつちがっています。生物があたらしい細胞を作るとき、その細胞にはゲノムのコピーが受けつがれますが、つねに完璧にコピーされるわけではなく、まちがいが起こることもあります。

おなじ人間でも、髪や目や肌の色、背の高さや顔のつくりがちがうのはそのせいなのです。この特徴を遺伝形質と呼び、両親の遺伝形質が組合わさって、子どもに伝わったものです。

しかし、あなたらしさを作るのは、遺伝子だけではありません。どれぐらい食べたか、どれぐらい太陽の光を浴びたか、あるいは音楽に親しんだかどうかなど、経験や教育も重要な要素となります。

3秒でまとめ

遺伝子（生まれ）と経験（育ち）があなたらしさを作る。

一卵性双生児

一卵性双生児は、最初はひとつだった受精卵が2つに分かれて生まれてきた双子だ。つまり、まったくおなじDNAを持っているので、外見はそっくりだ。でも、性格はちがうし、指紋もちがう（指紋は子宮の中で指が触れたものによって形作られるからだ）。一卵性双生児といえども、まったくべつの存在なのだ。

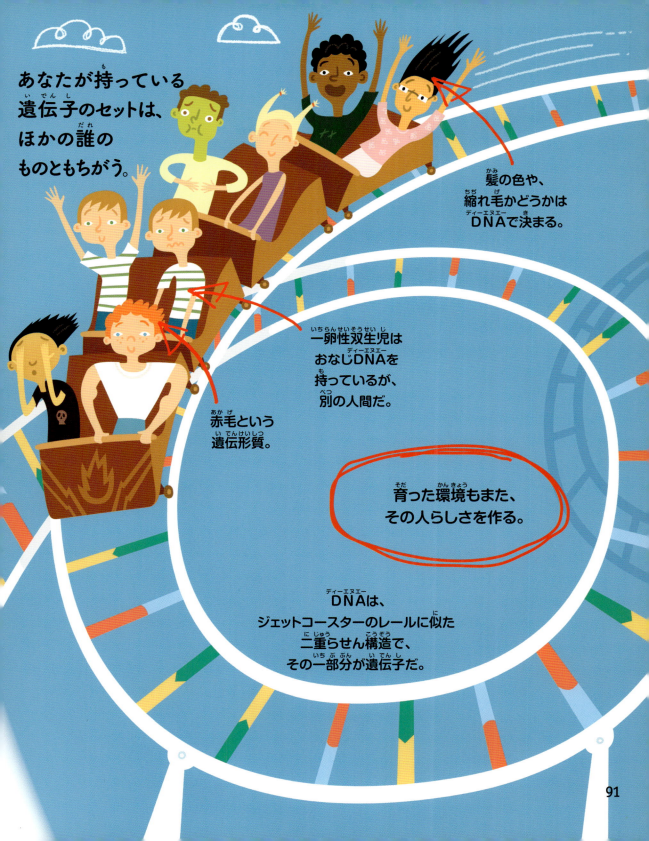

あなたが持っている遺伝子のセットは、ほかの誰のものともちがう。

髪の色や、縮れ毛かどうかはDNAで決まる。

一卵性双生児はおなじDNAを持っているが、別の人間だ。

赤毛という遺伝形質。

育った環境もまた、その人らしさを作る。

DNAは、ジェットコースターのレールに似た二重らせん構造で、その一部分が遺伝子だ。

人間のからだ、私のからだ

順天堂大学教授 坂井建雄

私たちはみんな、食べ物を食べて、息をして、そして立って歩いたり、手でものをつかんだりします。友だちと話をして聞いたりしゃべったり、そして本を読んだりペンを使って書いたり。誰にも自分のからだがあって、そのからだを使って生きています。人間のからだはみな同じようにできていますが、私のからだと誰か友だちのからだとは、同じものではありません。試しに鏡をのぞいてそこに映っている自分のからだを見たら、そこには自分の顔が見えるはずですし、それを友だちの誰かと見間違えるようなことはないでしょう。

人間のからだは、他の動物たちとはちがっています。2本の足で立って歩き、手で道具をつかんで使います。そして何より言葉を話したり聞いたり、読み書きができます。そういったものは、人間だけができる特別な働きです。その一方で、人間のからだと動物のからだには、似ているところ、共通するところもたくさんあるのですが、とりわけ2種類の「生きる」仕組みがあるというところが共通しています。

生きる仕組みの第1は、生命を支える「植物機能」という仕組みです。食物を消化してからだに取り込む、外から空気を吸い込んで呼吸する、からだのいらないものを尿として捨てる、からだ中に血液を循環させる、こういった生命を支える働きは、内臓が行っています。内臓はおもに胸と腹の内部にあります。

第2の仕組みは、生命を役立てる「動物機能」です。からだを支える骨格、身体の運動を行う筋肉、感じたり考えたりして指令を送り出す脳と神経、そして身体や外から情

報を取り入れる感覚器です。これらの器官は内臓を容器のように包む体壁を作っています。

人間と動物のからだの形を見ると、人間が2本足で立っていて、動物が4本足で横になっているという違いがありますが、からだの中心に1本の背骨があること、背骨の端に頭があるという点は共通しています。

頭には顔と脳があって、人間のからだの中でも特別な場所です。脳は感覚を受け取り、脳の中で考えて、運動の指令を全身に送ります。脳が壊れてしまうことは、人間が死んでいるということと同じとされています。脳は人間の生命の中心であるとともに、私という存在の中心です。顔は外の世界への窓口です。眼と耳と鼻は、外の世界の情報を受け取る感覚器です。口と鼻は消化器と呼吸器の入り口で、生命に必要な物質を受け取ります。

人間のからだは、お父さんとお母さんの細胞があってできた小さな卵から始まります。卵はお母さんのお腹の中で10ヶ月間ほどはぐくまれてから生まれます。生まれてしばらくは、お母さんのお乳を飲んで育ち、立って歩けるようになり、やがて言葉を覚えて話し始めます。10歳前後で男の子と女の子のからだになり、それから数年してからだの成長が止まります。心や考える能力はその後も成長し続けます。それからお父さんやお母さんになって、次の世代の子供が生まれるでしょう。しかしやがてからだの働きは、少しずつ衰えるようになります。

あなたや私が人間らしく生きるために、私たちのからだはそれぞれ働いています。ものをつかむ働きをする手、好きなところにからだを運ぶ足、生命を支える胸と腹の内臓の数々、この本をきっかけに、私たちのからだについてもっとよく知ってもらいたいと願っています。

索引(さくいん)

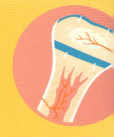

あ行
- アドレナリン　44
- アメーバ　10, 12
- 胃　17, 38-39
- 一卵性双生児　90-91
- 遺伝子　10, 80, 88-91
- うずまき管　64, 68-69
- 運動　28
- 栄養素　36
- 塩基　80, 88-89
- 横隔膜　36, 43
- 嘔吐　36, 48

か行
- 核　10, 12-13, 88-89
- 角膜　66
- 体のシステム　18-19
- カルシウム　22, 24, 30
- 肝臓　16-17
- 記憶力テスト　56
- 器官　9-10, 16-19, 24-26, 32, 52, 54
- 嗅覚　70-72
- 共感覚　60
- 筋肉　6, 14-15, 21-22, 26-29, 36, 42-43, 46, 51-52, 57, 60-61, 80, 86
- 毛　26, 32-33
- 血液　16-17, 38-40, 42, 44-47
- 結合組織　14
- ゲノム　90
- ケラチン　22, 32
- 下痢　36, 48
- 酵素　36, 39
- 抗体　36, 48
- 呼吸　6, 16-17, 42-43, 55
- 呼吸系　18-19, 42-43
- 骨格　21, 24
- 骨髄　22, 24-25

さ行
- 細菌(バクテリア)　10, 22, 40, 48
- 細胞質　10, 12
- 酸　36, 48-49
- 酸素　18, 37, 42, 44-45
- 視覚　63, 66, 74
- 思考　56
- 自己受容性感覚　64, 76
- 思春期　84
- 視床下部　52, 55
- 耳小骨　64, 68-69
- 舌　38, 72-74
- 柔毛　36, 38-39
- 消化系　18-19, 38-39
- 小脳　52, 54-55
- 静脈　36, 46-47
- 上腕三頭筋　22, 28-29
- 上腕二頭筋　22, 28-29
- 食道　18, 38-39
- 触覚　63, 74-75
- 触覚センサー　65, 74-75
- しわ　7, 54, 86
- 神経　10, 14-15, 24, 30-31, 52, 58-60
- 神経細胞(ニューロン)　10, 12-13, 52, 56-58
- 心臓　6, 14, 16-18, 44-47
- 腎臓　16-17, 40
- 振動　64, 68-69
- 水晶体　64, 66-67, 86
- 精子　80, 82-83
- 生殖　79, 82

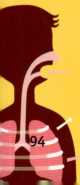

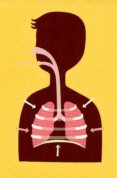

精巣　80, 82
成長　30, 79, 84–85
脊髄　28, 58–59
舌乳頭　64, 72–73
染色体　80, 88–89
組織　9, 11, 14–19

た行

体外受精　82
大脳　52, 54–55
大脳皮質　11, 16, 53–57
唾液　37–39, 72
たんぱく質　23, 32
腸（小腸、大腸）　6, 17–18, 26, 37–40
聴覚　63, 68–69
痛点　74
爪　32–33
DNA　7, 79, 81, 88–91
瞳孔　66
動脈　37, 46–47
鳥肌　26–27

な行

二酸化炭素　37, 40–42

尿　16, 37, 40–41
脳　6, 9, 14, 16–18, 28–29, 45, 51, 54–61, 63, 66–74, 76–77, 87
脳幹　53, 55, 58

は行

歯　30–31
肺　6, 16–17, 42–43, 45
肺胞　37, 42
鼻　18, 48–49, 70–73
バランス　76–77
半規管　65, 76–77
反射　23, 28
脾臓　37, 48–49
ビタミン　11
皮膚　9, 14–15, 26, 32–33, 40–41, 48–49, 74
フィラメント　23, 28
不随意筋　23, 27
双子　90
分子　65, 70
弁　37, 46
便　38, 40–41
辺縁系　54
膀胱　16–17, 40

骨　24–27, 30, 84, 85
ホルモン　44

ま行

膜　11–12
麻痺　53, 58
味覚　63, 72
ミネラル　23
耳　68–69, 76–77
脈　46
目　66–67
免疫系　18–19, 48–49
毛細血管　37, 42, 44
毛包　81, 86
網膜　65–67

ら行・わ行

卵（らん）　81–83
卵巣　81–82
リンパ液　37, 68–69
リンパ腺　48–49
老化　86
老廃物　38–41, 44–45

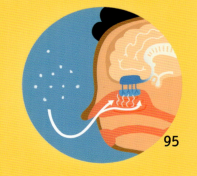

クイズの答え

16ページ「器官クイズ」

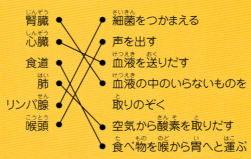

腎臓 — 血液の中のいらないものを取りのぞく
心臓 — 血液を送りだす
食道 — 食べ物を喉から胃へと運ぶ
肺 — 空気から酸素を取りだす
リンパ腺 — 細菌をつかまえる
喉頭 — 声を出す

66ページ「ひっかかるかな？」

ふたつのテーブルの大きさと形は同じ。
定規で測って確かめよう。

84ページ「大人になるまでの期間」

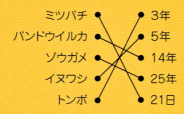

ミツバチ — 21日
バンドウイルカ — 14年
ゾウガメ — 25年
イヌワシ — 5年
トンボ — 3年

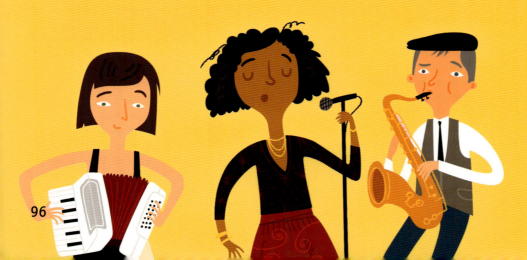